OSTEOPOROSIS
Tratamiento natural
© Adolfo Pérez Agustí

Edita: Ediciones Masters
Fernán Caballero, 4-1º dcha.
28019 MADRID (Spain)
edicionesmasters@gmail.com
http://www.edicionesmasters.com

OSTEOPOROSIS
Tratamiento natural

Introducción

Las denominadas "enfermedades crónicas" han generado una cantidad ingente de enfermos que están desbordando todas las previsiones, además de las arcas de los laboratorios fabricantes de medicamentos para ellas. No se trata de enfermedades agudas, ni siquiera de patologías incurables, sino sencillamente de algo que –dicen- el enfermo debe asumir de por vida, como asumimos que debemos envejecer, tener arrugas y perder vitalidad muscular. Pero a pesar de que realmente no se trata de enfermedades, el paciente sale siempre de la consulta médica con un tratamiento médico que deberá consumir durante todo el resto de su vida ¿Si no tienen solución, por qué hay que medicarse? "Para prevenir las complicaciones -les explican-". Indudablemente las complicaciones aparecerán, pero será por esa medicación tomada fielmente durante años y años.

Y refiriéndonos al objeto de este libro, ¿cuál es el riego, si es que lo hay, de padecer osteoporosis? Básicamente las fracturas óseas, entre las cuales destacan las de cadera. Pero cuando leemos estadísticas publicadas por entidades no ligadas a ningún laboratorio farmacéutico, nos encontramos que solamente un 1% de las personas afectadas de osteoporosis llega a tener una fractura de cadera. A cambio, años y años de medicación para prevenir algo que no podrán evitar, salvo que sigan otras normas y medidas que a lo largo de este libro describiremos.

Lo cierto es que nos encontramos ante una enfermedad que es solamente un proceso de la involución, del mismo modo que lo son la pérdida de la memoria, la aparición de las arrugas, la disminución de la agudeza visual y la caída del cabello. Una vez instauradas paulatinamente en el organismo, estas alteraciones lo hacen de forma definitiva, no siendo ninguna de ellas una enfermedad propiamente dicha, lo que no quiere decir que debamos cruzarnos de brazos para asumir nuestro declive.

La osteoporosis, aunque es un proceso natural en el camino al envejecimiento, se parece demasiado a otras enfermedades óseas como la osteomalacia, el raquitismo y la osteopenia, pero mientras éstas responden bien a una medicación sabiamente administrada, la osteoporosis se resiste a desaparecer con la terapia química habitual. Los médicos, por supuesto, saben y avisan que no tiene cura y que la "descalcificación" (término incorrecto, puesto que los huesos no se descalcifican), llegará inevitablemente. La pregunta es de nuevo la misma: Si no tiene cura ¿para qué medicarse? En este caso suelen responder que es para que no avance demasiado rápido, algo que no podrán evitar –aunque sí agudizar- con esa nefasta costumbre de administrar calcio. Cuando el enfermo sea sometido a las rutinarias pruebas de la densiometría ósea (DO) o Rastreo de la Densidad Ósea, comprobará desilusionado que todo ese tratamiento no está haciendo ningún efecto y que sus huesos pierden de forma tenaz el preciado calcio que necesitan. "¿Qué quiere usted? -le dirá el médico un poco enfadado-. Con los años que tiene es lógico que le ocurran estas cosas". ¿Entonces – preguntará dócil el enfermo-, ya no tengo que tomar la medicación? "Sí, por supuesto. No deje de tomarla porque entonces será peor". ¿Y no hay nada más que se pueda hacer? "Yo no sé hacer milagros, así que resignación –le responderá con ironía científica".

CAPÍTULO 1

Definición, causas y sintomatología

Definición

La osteoporosis consiste en la disminución generalizada y progresiva de la masa ósea (es decir, reducción de la cantidad de hueso), que provoca una disminución de la resistencia del esqueleto, a pesar de que la proporción de elementos minerales (entre ellos el calcio) y otras sustancias orgánicas estén inalteradas en el hueso restante, morfológicamente normal. La resorción ósea (recoger hacia el hueso los minerales) está aumentada y la formación ósea parece normal, pero el proceso es defectuoso y origina la enfermedad. La mayor proporción de pérdida de hueso trabecular (el espacio donde está la médula ósea) en relación con el compacto, justifica las principales complicaciones de esta enfermedad; es decir, la compresión vertical o las fracturas por aplastamiento de las vértebras (compuestas principalmente de hueso trabecular) y las fracturas del cuello del fémur y del extremo distal del radio, compuestos tanto de hueso cortical (compacto) como trabecular.

Aunque es una enfermedad característica de los ancianos y, especialmente, de las mujeres en la menopausia, también se produce durante el curso de las enfermedades debilitantes y, con mucha frecuencia, durante el reposo prolongado en cama. Las personas que llevan una vida sedentaria suelen notarla a partir de los 35 años de edad.

En resumen, la osteoporosis, por decirlo de un modo más sencillo y concreto, es una enfermedad caracterizada por la disminución de la masa ósea en la cual el hueso se vuelve más poroso y, por lo tanto, más frágil, existiendo una gran facilidad para desarrollar fracturas. Y es que la densidad de la masa ósea varía a lo largo de la vida de una persona, aumentando durante el período de crecimiento, alcanzando su valor máximo hacia los 30 años, e iniciándose desde entonces la pérdida de masa ósea hasta la edad de 90 años aproximadamente, momento en la que se estabiliza aunque no se regenera. En la osteoporosis también hay una reducción de la resistencia del esqueleto y aunque la reabsorción del calcio parece normal, la formación del hueso no se realiza. Por ese motivo, la administración preventiva o suplementaria de calcio inorgánico no da resultados positivos. Y si no hay carencia de calcio ¿por qué se administra en dosis altas?

Causas

Podríamos creer que es una enfermedad que se declara por cumplir años, pero ahora sabemos que se debe a varios factores, pudiéndose asegurar que se gesta en la juventud, como la mayoría de las enfermedades crónicas. Por ello, intentar detener esta enfermedad una vez que se ha instaurado es difícil si el enfermo ha llevado una vida inadecuada desde hace años, aunque hay muchas cosas que podemos hacer para detenerla y mejorarla. Puesto que de nada sirve reprocharnos por los desaciertos juveniles en materia de salud, lo mejor que podemos hacer es trabajar intensamente para corregirlos, al menos en parte.

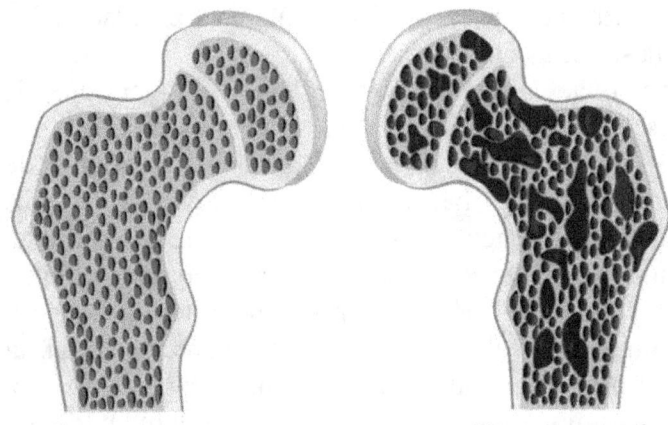

Hueso sano   Osteoporosis

La génesis de la osteoporosis probablemente depende de varios factores, entre los que destacan la insuficiencia para desarrollar masa ósea adecuada durante la vida adulta joven; la acentuación de la pérdida ósea relacionada con la edad; la sensibilidad aumentada a la hormona paratiroidea endógena (la que produce la glándula); la defectuosa absorción intestinal de calcio, fósforo y otros minerales, y la menopausia. Otros factores ambientales posibles son el tabaco (disminuye la cantidad de estrógenos), el consumo excesivo de alcohol (dificulta la absorción de minerales) y, especialmente, la falta de ejercicio. Siendo una enfermedad más frecuente en la mujer que en el varón (aunque es rara en las premenopáusicas), ello ha llevado a la conclusión de que tiene un componente hormonal (en los hombres coincide con una disminución de la testosterona), pero no es el único. También es más frecuente en los individuos de raza blanca más que en los de raza negra, pero posiblemente no sea debido al color de la piel, sino al modo de vida desde la niñez.

Hay también otra osteoporosis, llamada secundaria, que puede estar producida por varios trastornos médicos, siendo los más frecuentes el hipercortisonismo (exceso de cortisona), el hipogonadismo (genitales poco desarrollados), el mieloma múltiple (cáncer de la médula ósea) y la gastrectomía subtotal (eliminación quirúrgica de una zona del aparato digestivo). También aparece en el síndrome de Cushing (enfermedad glandular), el hipertiroidismo (exceso de función de la glándula tiroides), hiperparatiroidismo (exceso de función de la glándula paratiroide), inmovilización por enfermedad o traumatismo, y los cánceres de hueso.

Las mujeres blancas, mucho más que los varones, en especial aquellas con un antecedente familiar de osteoporosis, tienen mayor riesgo de desarrollar la enfermedad. Asimismo, también aparece de forma alarmante en quienes han realizado regímenes de adelgazamiento repetidamente durante su vida, pues ello conlleva a una carencia de nutrientes continuados y un bajo peso unido a una pérdida de la masa muscular. Es inútil resaltar que son las mujeres quienes, de forma voluntaria, limitan la ingesta de alimentos durante casi toda su vida, pues asocian delgadez con belleza y salud, concepto que la industria de la moda y las clínicas de restauración corporal insisten en promocionar. Los huesos, insistimos, no se deterioran a partir de los 50 años de edad; ese es un proceso que comienza en la juventud a causa de multitud de errores.

Las cifras nos indican que ya antes de los 50 años de edad un 20% de las mujeres presentan riego de osteoporosis, aunque solamente el 30% de ellas tienen osteopenia (baja densidad ósea anormal) que puede finalmente derivar en osteoporosis si no se trata. De estas cifras, solamente 7-8 de cada cien mujeres sufrirán una fractura de cadera, fémur, muñeca o vértebra. Bien, estos datos nos llevan a una cifra muy pequeña de mujeres con riesgo real de padecer osteoporosis y sus complicaciones, lo que no justifica el que casi la totalidad de las mujeres menopáusicas reciban –preventivamente- su dosis diaria de calcio y calcitonina. Pero aunque la cifra sea pequeña ¿por qué no mirar a quienes no la padecen? ¿Por qué no ponerse en la fila de las privilegiadas?

Como veremos repetidamente a lo largo de este libro, la causa más frecuente es la inactividad física o la monotonía en los movimientos corporales, por lo que si usted ha pensado que tomándose unas pastillas de calcio al día solucionarán su problema, está equivocada. Las enfermedades requieren esfuerzo y constancia para curarse, y no del médico, sino suyo. Si está empeñada en seguir siendo sedentaria, consumir alimentos cárnicos, tomar corticoides para su "reuma", hacer dietas de adelgazamiento y no salir a pasear en las soleadas mañanas del invierno, sepa que su enfermedad avanzará rápidamente.

Evolución

Hay un momento en la vida en la cual alcanzamos el valor máximo de masa ósea del esqueleto, quizá a los 35 años, edad a partir de la cual comienza una pérdida natural durante el resto de la vida. En muchos casos esta pérdida es muy lenta y gradual, no apareciendo los síntomas hasta que la enfermedad está avanzada; y en ocasiones nunca. No obstante, se ha comprobado que las personas que realizan una actividad deportiva racional durante toda su vida no suelen padecen osteoporosis, al menos ni con la misma frecuencia, ni con la misma intensidad, lo que nos lleva a pensar en que los huesos poseen cierta apetencia de calcio y minerales que solamente puede activarse mediante el ejercicio. Sería como una memoria interna que se pierde por falta de uso.

Es importante señalar e insistir en que la osteoporosis no se inicia por falta de calcio en la dieta, puesto que de ser así deberíamos admitir que todas las personas afectadas han dejado de consumir productos lácteos bruscamente, lo que no es cierto. Se inicia por un exceso de ácido en la dieta que causa que el cuerpo utilice el calcio del esqueleto para otras cuestiones (entre ellas lograr la contracción muscular), además de un déficit de vitamina D, una imprescindible vitamina que ahora se encuentra injustamente marginada. Es verdad que los productos lácteos contienen mucho calcio, pero también está estadísticamente comprobado que la gente que consume muchos alimentos lácteos padece osteoporosis con mayor frecuencia. Que el mito del calcio haya sobrevivido se debe a un razonamiento superficial y a las presiones publicitarias de los vendedores.

Unas investigaciones recientes demuestran que las poblaciones que ingieren menos calcio, en realidad tienen esqueletos más fuertes. Sin embargo, esta estadística tiene que completarse con otros datos clarificadores: estas personas llevaban una actividad física continuada y permanecían muchas horas al sol, lo que conlleva un buen aprovechamiento de la vitamina D. Todo ello nos lleva a la conclusión de que, aunque parezca paradójico, la falta de calcio tiene poco que ver con la ingestión real de calcio o con el calcio de los huesos. Lo que también es cierto, tal y como queremos demostrar, es que aquellas personas que consumen grandes cantidades de productos lácteos padecen con mayor frecuencia osteoporosis. Y es que existe una inercia irracional para relacionar los huesos y los dientes con el calcio, por aquello que ambos son blancos, cuando realmente se trata de un mineral que apenas tiene importancia en la calidad del hueso ya formado.

La osteoporosis se presenta cuando el organismo no es capaz de formar suficiente hueso nuevo o cuando gran cantidad del hueso antiguo es reabsorbido por el cuerpo, o en ambos casos. Indudablemente el calcio y el fósforo son dos minerales esenciales para la formación normal del hueso, por eso a lo largo de la juventud el cuerpo utiliza estos minerales para producir huesos. En esa época y si el consumo de calcio es insuficiente o si el cuerpo no absorbe suficiente calcio de la dieta, puede quedar afectada la formación del hueso y los tejidos óseos. Pero a medida que las personas envejecen, el calcio, el fósforo y el magnesio no constituyen la esencia del hueso y suelen ser reabsorbidos de nuevo en el organismo desde los huesos para cubrir necesidades vitales. Esta nueva utilización de los minerales que antes formaban parte del hueso puede provocar huesos frágiles y quebradizos expuestos a fracturas, incluso en ausencia de trauma, pero paradójicamente no requiere la administración de calcio. Por decirlo de otro modo, el calcio y el fósforo deben formar una unión indisoluble (fosfato cálcico) junto con el magnesio para la formación del hueso…pero solamente en la niñez y la juventud. Posteriormente, cuando no existen las zonas de crecimiento en el hueso, la formación de osteocitos forma la materia prima en los huesos del adulto y el papel de los minerales es mucho menor.

Por lo general, la pérdida de la masa ósea ocurre de manera gradual en un período de años y, muchas veces, la persona sufrirá una fractura antes de darse cuenta de la presencia de la enfermedad. Cuando esto ocurre, el mal ya se encuentra en un estado avanzado y el daño es profundo. En el caso de los varones, la osteoporosis se puede desarrollar en aquellos individuos de más de 65 años que, habiendo tenido un bajo pico de masa ósea en su juventud, hayan abusado de ciertas sustancias como el alcohol y el tabaco. Aunque no se conozca con seguridad la relación entre el consumo de estas sustancias y la enfermedad (posiblemente interfieran en la absorción de nutrientes básicos), habitualmente coinciden también con otras formas de vida inadecuadas, como poco ejercicio y consumo de carne en detrimento de las verduras.

Se pueden determinar una serie de factores de riesgo, que servirán para identificar a los individuos con mayor probabilidad de llegar a padecer la enfermedad. Entre ellos están:

· Sexo femenino. Casi 4 veces más frecuente en mujeres que en hombres, aunque ya se ha indicado que esta frecuencia disminuye si la mujer realiza deporte.

· Constitución física frágil, por delgadez, poca masa muscular, escoliosis, etc. Quizá se deba no tanto a la constitución como a la deficiente nutrición, pues nuevamente los deportistas delgados bien alimentados que practican Tai-chi o gimnasia a edades avanzadas no acusan tanto la enfermedad.

· Antecedentes de fases de amenorrea (carencia de menstruación) de más de un año de duración. En este caso, la teoría hormonal por carencia de estrógenos parece cobrar fuerza, ya que la enfermedad se declara también en la menopausia precoz, ya sea natural o por extirpación quirúrgica de los ovarios.

Los embarazos repetidos son también un riesgo si la mujer, además, realiza un régimen severo para no engordar demasiado. Puesto que el esqueleto del niño se forma rápidamente, en ausencia de una alimentación suficiente tomará para su formación todos los nutrientes del cuerpo de la madre, entre ellos los minerales que contienen sus huesos. La naturaleza prima la supervivencia del niño, aunque ello suponga deteriorar la salud de la madre.

· Dieta pobre en calcio durante la adolescencia, que es cuando se necesitan más minerales para incrementar la masa ósea y tener buenas reservas en el futuro. Esta dieta carencial suele ir unida a déficit de vitamina D, con lo que aumenta el riesgo de fractura, contribuyendo a este déficit el aumento en la ingesta de proteínas procedentes de la carne.

· Otras enfermedades son el hipertiroidismo, el síndrome de Cushing que se origina por déficit hormonal de las glándulas suprarrenales, hiperparatiroidismo, diabetes, hepatopatías crónicas, artritis reumatoide, o cualquier proceso que bloquee la absorción intestinal del calcio y la vitamina D de la dieta.

COMPOSICIÓN DEL HUESO

El hueso humano es un tipo especial de tejido conjuntivo aparentemente rígido que actúa como soporte de los tejidos blandos del organismo, siendo incapaz de moverse por sí mismo, necesitando del esfuerzo que realizan los músculos. Estos están unidos al esqueleto mediante un tejido conjuntivo llamado tendón, mientras que las articulaciones disponen de un cartílago elástico y multitud de ligamentos que las hacen solidarias y limitan sus movimientos. No obstante, el hueso posee cierta elasticidad gracias a diversas sustancias orgánicas como el colágeno y pequeñas cantidades de elastina, material celular y grasas. Cuando lo observamos al microscopio, aparece como una masa sólida dispuesta en láminas en cuyo interior alberga los osteocitos (células indispensables en la nutrición ósea) y la médula ósea, ésta última formada por dos tipos de tejidos que constituyen hasta un 5% del peso total de una persona adulta. La médula ósea amarilla está formada principalmente por tejido adiposo, mientras que la médula ósea roja es un tejido generador de células sanguíneas: glóbulos rojos, glóbulos blancos y plaquetas. La zona externa de los huesos (el hueso cortical), que encierra todos los componentes antes mencionados, está formada por el tejido óseo más compacto y duro, cubierto por una membrana fibrosa vascular que recibe el nombre de periostio.

No menos importante es la médula espinal, una parte del sistema nervioso contenida dentro de la columna vertebral. Tan delicada es que un accidente en esa parte dejará al enfermo paralítico de toda o una parte de su cuerpo. En el ser humano adulto, se extiende desde la base del cráneo hasta la segunda vértebra lumbar, formándose por debajo de esta zona una especie de cordón llamado *filum terminal*, delgado y fibroso y que contiene poca materia nerviosa.

La médula espinal transmite los impulsos ascendentes hacia el cerebro y los impulsos descendentes desde el cerebro hacia el resto del cuerpo, incluidos los músculos, los vasos sanguíneos y las glándulas, bien en respuesta a un estímulo recibido, o bien en respuesta a señales procedentes de centros superiores del sistema nervioso central. Los huesos, en suma, constituyen el componente principal de casi todas las estructuras esqueléticas de los vertebrados adultos, protegiendo los órganos vitales (pulmones, cerebro…), permitiendo la locomoción y desempeñando un papel vital en la homeostasis (equilibrio) del calcio en el organismo.

La matriz orgánica del hueso representa el 30-40 % y las sales minerales el 60-70 % del peso seco. El contenido acuoso de la matriz del hueso maduro es de aproximadamente el 20 %, siendo el principal componente el colágeno de tipo I, que constituye el 90-95 % de la matriz orgánica. Componentes iónicos importantes de la matriz ósea son: calcio, fósforo, magnesio, carbonato, flúor, ácido cítrico, sílice y cloruros. Finalmente, el hueso es remodelado por los osteoclastos que efectúan la transferencia de los minerales y los osteoblastos (formadores de hueso) en un ciclo de actividad que dura entre 3 y 6 meses, predominando en la menopausia la actividad de los osteoclastos.

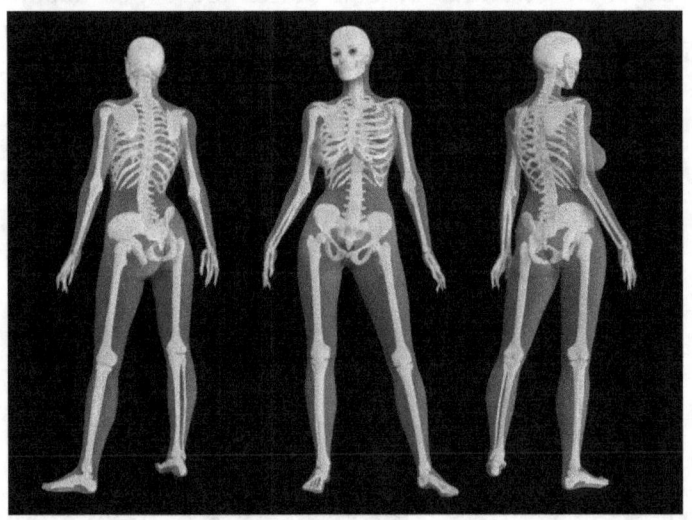

Células óseas

Vamos a repasar de nuevo los tres tipos principales de células óseas:

Osteoblastos
Células muy diferenciadas que son las responsables del depósito de la matriz extracelular y su mineralización.

Presentan una estructura celular que incluye un gran retículo endoplásmico, complejo de Golgi y características celulares relacionadas con su papel de síntesis de proteínas y de células secretoras. Participan activamente en la formación de hueso, siendo muy sensibles a la presencia de estrógenos, progesterona, glucocorticoides, testosterona, estradiol y Vitamina D3. Llenan los espacios vacíos originados por los osteoclastos.

Osteoclastos

Responsables de la resorción de hueso solidificado y de cartílago, están formados por la fusión de precursores mononucleares. Las células muestran polaridad, ocurriendo la resorción a lo largo del borde rugoso que está situado a nivel de la superficie ósea. La presencia de una mayor resorción se acompaña de una mayor formación, pero para que este acoplamiento funcione adecuadamente se requieren señales a nivel de la matriz ósea que comuniquen ambos procesos. Estas señales provienen básicamente de las contracciones del sistema muscular. Si existe un fallo en estas señales de comunicación y se incrementa la resorción sin una formación compensatoria, se produce un balance negativo, que al prolongarse disminuye la masa ósea llevando a la aparición de la osteoporosis. Es por ello que aumentar la ingesta de calcio puede causar más daño que beneficio si las otras células no están activas.

Osteocitos. Se trata de osteoblastos que permanecen por detrás en lagunas a medida que avanza la superficie formadora de hueso. Estas células se comunican entre sí a través de procesos citoplasmáticos que atraviesan pequeños canales (canalículos óseos), que pueden ser de ayuda para coordinar la respuesta del hueso a las fuerzas o a la deformación. A través de esta comunicación desempeñan un papel importante en la nutrición del hueso.

Las láminas del hueso compacto se disponen de forma concéntrica alrededor de unos conductos paralelos al eje longitudinal del hueso llamados conductos de Havers que contienen tejido nervioso y vasos sanguíneos que proporcionan a los huesos nutrientes orgánicos. Están conectados entre sí, con las cavidades medulares y con el exterior por los denominados canales de Volkman.

Sustancias que intervienen en la formación de los huesos

Vitamina D
Favorece la calcificación del cartílago epifisario (zona situada en el extremo de los huesos)
Estimula el crecimiento del hueso
Incrementa la absorción intestinal de calcio y fósforo
Permite la retención del calcio y fósforo a nivel tubular
En el hueso aumenta la resorción ósea y la mineralización de la matriz ósea
En el riñón promueve la absorción de calcio
En el intestino aumenta de la absorción de calcio y fosfato.

Hormona paratiroidea

Inhibe la reabsorción de fosfato a nivel renal
Aumenta la calcemia (niveles de calcio)
Favorece la formación y activación de los osteoblastos.

Calcitonina

Polipéptido secretado por las células parafoliculares de la tiroides. Es una hormona hipocalcemiante que inhibe la resorción de hueso. Impide, por tanto, que el hueso pierda minerales, pero dificulta la renovación.
En el riñón inhibe la reabsorción tubular de calcio y fosfato.

Hormona de crecimiento (HGH)

La hormona somatotropa incrementa la formación y actividad de los osteoblastos a nivel de los huesos. Sobre éstos estimula la síntesis de colágeno, actuando sobre todo a nivel del cartílago induciendo la proliferación y maduración del cartílago de crecimiento.

SÍNTOMAS DE OSTEOPOROSIS

La sintomatología incluye dolores de espalda, lordosis cervical, así como dolores lumbar y muscular. Son frecuentes las roturas de cadera en los ancianos y los aplastamientos vertebrales. No obstante, no se presentan síntomas en las primeras etapas de la enfermedad, pero en la edad avanzada suelen darse:

>Fracturas de las vértebras, muñecas o cadera (usualmente es el primer indicio)
>Dolor en la zona baja de la espalda
>Dolor de cuello, frecuentemente denominado como "cervical"
>Dolor o sensibilidad ósea
>Pérdida de estatura con el tiempo
>Postura encorvada.

Huesos afectados

La osteoporosis puede afectar cualquier hueso, pero sucede más comúnmente en la cadera, la muñeca, y la columna vertebral, siendo esta zona la más problemática pues ocasiona:

>Dificultad para subir las escaleras
>Levantar objetos o agacharse
>Hombros encorvados
>Curvatura en la espalda
>Pérdida de estatura
>Dolor de espalda
>Abdomen prominente.

No siempre la enfermedad se manifiesta con intensidad, e incluso puede llegar a pasar desapercibida hasta que una radiografía fortuita la descubre. Lo más habitual, sin embargo, es que los dolores óseos comiencen poco a poco, y cuando el proceso está más avanzado se produzcan con cierta frecuencia roturas óseas espontáneas. Respecto a las radiografías, hay que aclarar que solamente se puede detectar la enfermedad cuando la pérdida de tejido óseo supera el 30%.

Son habituales los dolores producidos por fractura de los huesos o por aplastamientos vertebrales, aunque también por contractura muscular mantenida en los músculos de la zona afectada. Estas anomalías, que al principio el paciente lleva con cierta dignidad, acusando al frío, la edad o la profesión, generan una acumulación de minúsculas fracturas vertebrales que provocan cambios en la disposición normal de la columna vertebral, dando como resultado una pérdida de estatura y la deformidad de la espalda (cifosis). A su vez, y con el fin de evitar el dolor, la persona afectada adopta posiciones extremas, atrofiando unas zonas musculares y poniendo rígidas otras, lo que agudiza lentamente la enfermedad.

Con el paso de los años la limitación en el movimiento es muy generalizada, dificultándose la marcha y acrecentando aún más la pérdida del calcio.

También es posible que los pacientes con osteoporosis no complicada puedan permanecer sin síntomas, hasta que una radiografía o análisis de sangre rutinario detecta la enfermedad. Con mayor frecuencia la persona acude al médico cuando nota "dolor en los huesos", especialmente en la espalda. Las fracturas por aplastamiento vertebral se presentan con traumatismos mínimos o sin ellos, generalmente en las vértebras que soportan el peso del cuerpo (desde la dorsal 8). El dolor es agudo, aunque generalmente local, acentuándose con la carga, acompañado frecuentemente de hipersensibilidad local a la presión y remitiendo en unos días o semanas. Las fracturas múltiples por compresión pueden ocasionar cifosis dorsal y lordosis cervical exageradas, y un dolor crónico y sordo (debido a una sobrecarga anormal sobre los músculos y los ligamentos vertebrales), especialmente pronunciado en las regiones dorsal baja y lumbar. Las fracturas de cadera son más frecuentes en el anciano, debido a la osteoporosis preexistente.

PRUEBAS

Densidad ósea (DMO)

En un libro sobre Medicina Natural no tienen cabida las pruebas radiológicas, pues la exposición a los rayos X nunca es inocua, aunque hay algunas más peligrosas que otras. Se describen en este libro para que el enfermo decida su validez o su inconveniencia, pues aunque el médico le presione para que se las haga quien va a recibir las radiaciones es el enfermo.

La prueba de densidad mineral ósea (DMO) puede ser de ayuda como medio de diagnóstico de varias formas:

> Parece ser una prueba fiable para evaluar la salud ósea
>
> Cuando se realiza repetidas veces, sirve para llevar el control de la pérdida ósea
>
> Puede detectar la osteoporosis en su etapa precoz, y así comenzar el tratamiento temprano
>
> Si el paciente está bajo tratamiento por osteoporosis, la prueba de DMO sirve como medio de control para evaluar los resultados del tratamiento.

La prueba de DMO puede realizarse con diferentes tipos de aparatos, pero el método más común es el que utiliza dosis bajas de rayos X (alrededor de una décima de la dosis de radiación utilizada en una radiografía de tórax). Mientras el paciente está acostado sobre una mesa acolchada, un escáner pasa sobre todo el cuerpo y toma una radiografía de la parte baja de la espina dorsal y de la cadera. En la mayoría de los casos, el paciente no necesita quitarse la ropa.

Existen aparatos portátiles que simplemente miden la densidad ósea en la muñeca o en el talón. Algunos expertos creen que estos resultados pueden ser de gran utilidad como herramientas preliminares de detección que ayudarán a identificar a las personas que puedan tener osteoporosis. Sin embargo, como la densidad ósea puede variar dependiendo de la parte del cuerpo en donde se mide, es posible que estos aparatos no reflejen el verdadero riesgo de sufrir una fractura de cadera.

Valores normales

Los resultados de la prueba generalmente se clasifican como "puntuación T" y "puntuación Z".

> La puntuación T compara la densidad ósea del paciente con una persona de 30 años.

> La puntuación Z compara la densidad ósea del paciente con otras personas de la misma edad, género y raza.

En cualquier puntación, un número negativo significa que se tienen huesos más delgados que los estándares. Cuanto más negativo es el número, más delgados son los huesos. Una puntuación T entra dentro del rango normal siempre y cuando sea un número positivo o al menos no menor de -1,0. (por ejemplo, -0,5 entra dentro del rango normal, aunque esté cerca del límite.)

Significado de los resultados anormales
Una puntuación T de -1 a -2,5 indica principio de pérdida ósea (osteopenia).
Una puntuación T por debajo de -2,5 indica osteoporosis.

Otra prueba es la absorciometría fotónica dual de rayos X (DEXA, siglas en inglés), que mide la desmineralización de los huesos. Esta prueba se ha convertido en el patrón oro en la evaluación de la osteoporosis.
Una tomografía computarizada de la columna vertebral puede mostrar desmineralización. La tomografía computarizada cuantitativa (QCT, siglas en inglés) puede evaluar la densidad ósea, pero está menos disponible y es más costosa que la DEXA.
Una radiografía de la columna vertebral o de la cadera puede mostrar fractura o pinzamiento vertebral en algunos casos.
La medición de la cantidad de calcio en la orina puede brindar alguna evidencia del aumento del trastorno óseo, pero su valor es limitado. Están apareciendo muchas pruebas más nuevas para evaluar el trastorno óseo, incluyendo mediciones del telopéptido-N urinario (Osteomark). En el futuro, estas pruebas podrán mejorar la capacidad para diagnosticar la osteoporosis en sus etapas iniciales.

Huesos frágiles en los hombres

Todo el mundo sabe que las mujeres tienen que luchar contra la osteoporosis a medida que envejecen; pero lo que no es tan bien conocido es que el 30 por ciento de los hombres mayores que sufren una fractura de cadera morirán dentro del año posterior a esa fractura, una tasa dos veces mayor que para los pacientes más jóvenes. Podrían tener una enfermedad cardiovascular subyacente que lleve a una insuficiencia cardiaca congestiva, o desarrollar una infección, y esto puede ocurrir después de una fractura de cadera. Pero a pesar del aumento en el riesgo, los expertos afirman que los varones ven los huesos frágiles como un "problema de mujeres" y por ello sólo uno de cada seis hombres que tuvieron una fractura de la columna o de la cadera fue tratado con productos para la osteoporosis.

Es verdad que los hombres al principio tienen huesos más densos y saludables que las mujeres, y por ello disponen de una densidad ósea mayor y no acusan los problemas tan rápidamente, no siendo un problema hasta los 70 años de edad. A partir de esa edad, las cosas se complican para todos.
Si bien la menopausia es una causa importante de deterioro óseo en las mujeres, factores como fumar, consumir alcohol y usar ciertos medicamentos, aumentan el riesgo de fracturas en los hombres, así como el declive gradual relacionado con la

cantidad de testosterona (la hormona masculina por excelencia) circulante. Un hombre joven tiene un valor de testosterona de cerca de 1.000, mientras que en un hombre mayor baja a cerca de 300, aunque esto puede mejorarse tomando productos como el polen, vitamina E, zinc, cobre y aminoácidos como la arginina.

En general, los hombres mayores de 50 años deberían ingerir una mezcla de minerales (calcio, fósforo, cobre, sílice, flúor, magnesio...) diariamente en su dieta, o en combinación con otros complementos, como la vitamina D (400 U.I. por día para los hombres mayores, aunque se puede aumentar hasta 800 ó 1.000 U.I.). Muchos alimentos, incluida la leche, vienen fortificados con vitamina D, pero la mejor fuente natural sigue siendo el aceite de hígado de bacalao.

La piel también produce vitamina D bajo luz solar fuerte, aunque tiene que ver con el ángulo del sol, así que es mejor pasear entre las 11 a.m. y las 2 p.m. en vez de caminar temprano en la mañana. El ejercicio, ya lo sabemos, mejora la densidad ósea, aumenta la fuerza muscular y reduce el riesgo de caídas. Una manera fácil de saber si se tiene alto riesgo de caerse, es ponerse sobre una sola pierna durante 12 segundos. Si no se puede hacer eso, entonces por definición se trata de un individuo con mal equilibrio que necesita protección contra las caídas. No obstante, hay un truco para lograrlo: ponga su vista en un punto concreto situado a la altura de los ojos y no deje de mirarlo. Ni se lo ocurra mirarse a los pies o cambiar la dirección de sus ojos.

Un estupendo método para mejorar el equilibrio es el Tai Chi, un arte marcial que le mejorará la habilidad para desplazar el peso del cuerpo en cualquier dirección.

CAÍDAS Y FRACTURAS EN LA OSTEOPOROSIS

Las caídas son serias a cualquier edad, y la probabilidad de que ocurran roturas de huesos después de una caída aumenta a medida que la persona envejece. Todos conocemos a alguien que ha sufrido una caída y se ha roto o fracturado un hueso. Durante la recuperación, la fractura le impidió seguir su vida habitual y en ocasiones fue necesario recurrir a la inmovilización o la cirugía, finalizando con largas horas de recuperación. Indudablemente las caídas ocasionan problemas mayores en los ancianos, ya que existe una relación entre el hueso roto y la osteoporosis, donde la pérdida gradual de tejido óseo o densidad ósea ocasiona huesos tan frágiles que se rompen incluso al torcerlos levemente.

Uno de los problemas es que la osteoporosis evoluciona sin presentar síntomas, y la mayoría de las veces no se detecta hasta que una caída, aparentemente sin importancia, nos delata el estado de los huesos. Por ello, cualquier rotura ósea a partir de los 40 años debe ser tenida muy en cuenta, valorando las posibilidades de estar afectado de osteoporosis. Una persona con obesidad, con vida sedentaria y una alimentación poco saludable, así como la poca exposición a los rayos solares, es un candidato a la osteoporosis. De no corregirse a tempranas edades, la pérdida de la densidad ósea seguirá su curso y luego será muy difícil corregirla.

Condiciones

Hay tres factores que determinan la gravedad de una rotura ósea:

La **Caída** misma
La **Fuerza** y dirección de la caída
La **Fragilidad** de los huesos recibiendo el impacto

Al modificar uno de estos factores, las probabilidades de que ocurra una rotura de hueso se reducen significativamente. Por ejemplo: no es igual una caída por desvanecimiento que por un resbalón, siendo especialmente grave la segunda, pues en el momento del impacto con el suelo todo el cuerpo se pone rígido para tratar de evitarlo. Sin embargo, en el desmayo la languidez y relajación muscular es tan alta que el impacto se realiza progresivamente, absorbiendo el golpe todo el cuerpo. Del mismo modo, una persona que tenga una sólida formación muscular dispondrá de un escudo corporal muy importante, el cual impedirá que la fuerza del choque llegue directamente hasta el hueso.

La fuerza del impacto y la dirección de la caída son igualmente importantes, pues no es lo mismo rodar que caer en vertical. En la medida en que el cuerpo se deslice o ruede sobre sí mismo, el golpe quedará amortiguado.

Perder el pie o la tracción son causas comunes de caídas, ocurriendo lo primero cuando se reduce el contacto total entre el pie de la persona y el suelo o piso (por ejemplo, con el suelo mojado.) La pérdida de la tracción ocurre cuando la persona empuja un objeto o tira de alguien, ocasionando un deslizamiento brusco del pie de apoyo. Otros ejemplos de pérdida de tracción incluyen tropiezos, especialmente en superficies desniveladas como aceras, bordillos o elevaciones del suelo que ocurren en alfombras, pisos ascendentes o tarimas. La pérdida del pie ocurre también al usar objetos domésticos para propósitos diferentes del uso destinado, como intentar alcanzar algo subiéndose a sillas en la cocina o al tratar de mantener el equilibrio sobre cajas o libros.

Una caída puede ocurrir cuando los reflejos de la persona cambian. A medida que las personas envejecen, los reflejos se hacen más lentos y la respuesta es tardía. Algunos ejemplos de reflejos incluyen frenar violentamente a un niño cuando corre hacia la calle, o esquivar rápidamente algo cuando cae hacia nosotros. El proceso de envejecimiento retrasa el tiempo de reacción de una persona y dificulta la recuperación del equilibrio después de realizar un movimiento o cambio rápido de peso corporal.

Las respuestas protectoras, como los reflejos y cambios en postura que frenan el impacto, pueden reducir el riesgo de una fractura de hueso a consecuencia de una caída. Las personas que caen sobre sus manos o agarran un objeto a medida que descienden al suelo están menos propensas a fracturarse la cadera, pero pueden fracturarse la muñeca o el brazo. Aunque estas fracturas son dolorosas e interfieren con las actividades habituales, no conllevan los riesgos asociados de una fractura de cadera. El tipo de superficie en donde uno cae también puede determinar si se romperá o no un hueso. Las escaleras, por ejemplo, son sumamente peligrosas, lo mismo que las calles en declive.

Estadísticas

Más del 90% de las fracturas de cadera están asociadas con osteoporosis.
Nueve de cada diez fracturas de cadera en personas de edad avanzada ocurren a consecuencia de una caída.
Las personas que sufren una fractura de cadera tienen una probabilidad de un 5 a un 20% mayor de morir en un plazo de un año a causa de esa lesión, que otras personas en ese mismo grupo.
Entre las personas que vivían independientemente antes de una fractura de cadera, un 15 al 25% de ellas estarán todavía en centros de atención a largo plazo un año después de la fractura.
Las mujeres sufren la mayoría de las caídas y éstas ocurren en sus hogares por la tarde.
Ser alto aumenta el riesgo de una fractura de cadera.
Apoyarse de manera que caiga sobre sus manos o agarrar un objeto mientras se cae puede evitar una fractura de cadera.

Formas de mejorar el equilibrio

Haga ejercicios para fortalecer los músculos. El Tai chi y el baile son deportes especialmente recomendables para ello.
Obtenga la corrección máxima de la vista.
Trate de usar lentes bifocales o progresivas, salvo que le produzcan mareos.
Practique ejercicios de equilibrio todos los días.
No pida ayuda para resolver las dificultades cotidianas y siga valiéndose por sí mismo, si puede, hasta el fin de sus días.

Los cambios en la masa muscular y grasa corporal pueden desempeñar también un papel en las caídas, ya que a medida en que las personas envejecen pierden masa muscular al disminuir poco a poco el nivel de actividad. Pero más que una cuestión física es una aptitud mental, pues muchas personas son viejas porque así lo dice su fecha de nacimiento, no porque su cuerpo haya perdido facultades significativas.
Lo que ocurre es que la pérdida de masa muscular, especialmente en las piernas, reduce la fuerza de una persona hasta el punto en que no le es posible levantarse de una silla sin ayuda. Además, a medida que las personas envejecen, pierden la grasa corporal que ha amortiguado y protegido hasta entonces las áreas huesudas, como las caderas. Esta pérdida de amortiguamiento también afecta a la planta de los pies, dificultando la capacidad de la persona para mantener el

equilibrio. La pérdida gradual de fuerza muscular, que ocurre comúnmente en las personas de edad avanzada pero que no es inevitable, también desempeña un papel en las caídas. Sin embargo, los ejercicios para desarrollar fuerza muscular pueden ayudar a que la persona recupere el equilibrio, el nivel de actividad y las habilidades cognitivas sin importar su edad.

Los cambios en la vista también aumentan el riesgo de caídas, pero afortunadamente la reducción de la vista puede corregirse con lentes, aunque a menudo estas lentes alteran la percepción de profundidad cuando la persona mira hacia abajo a través de la mitad inferior de sus lentes. Esto facilita que la persona pierda el equilibrio y se caiga, al menos hasta que se adapte a ellas. Para evitar que esto suceda, las personas que usan lentes bifocales o progresivas deben practicar mirando directamente enfrente de ellas o bajando la cabeza. En muchas otras personas de edad avanzada, sin embargo, no es posible corregir completamente los cambios en la vista, haciendo peligroso aun la estancia en el hogar. Esta es la razón por la cual muchos ancianos tienen que acabar sus días en una residencia.

Medicamentos que pueden aumentar el riesgo de caídas

A medida que las personas envejecen, es frecuente que tengan dolencias que obliguen a tomar una variedad de medicamentos. Los enfermos crónicos que tienen mala circulación, dolencias articulares que limitan su movilidad, o que padecen alteraciones sensitivas o cerebrales, así como quienes toman habitualmente medicamentos diversos al mismo tiempo, están más propensas a sufrir caídas ocasionadas por mareos, confusión, desorientación o reducción de reflejos. Nadie es capaz de asegurarle que esa mezcla de medicamentos, tomados durante varios meses o años, no le causará problemas serios en sus habilidades mentales.

Beber bebidas alcohólicas aumenta también el riesgo de caídas, ya que es un potente inhibidor de los sentidos, existiendo unos reflejos torpes y una capacidad de respuesta torpe. Debemos advertirle que no hay bebida alcohólica inofensiva, aunque algún médico le asegure que un vaso de vino en las comidas es bueno para "la circulación". Además, el alcohol es más peligroso en la medida en que se cumplen años, y la cantidad que hace tiempo no le producía ningún trastorno, ahora puede dejarle somnoliento de forma instantánea. El mayor problema es que el enfermo se ha adaptado parcialmente a sus habilidades, y no siempre es consciente de que las tienen muy mermadas, por lo que realizará conductas arriesgadas que pueden conducir a una caída.

Entre los medicamentos que ocasionan esta disminución de las habilidades están: los hipotensores, los medicamentos para el corazón, los diuréticos, los relajantes musculares y los tranquilizantes o ansiolíticos.

Cómo evitar las caídas fortuitas

Cuando el clima no es bueno, use un andador o bastón para obtener mayor estabilidad.

Use zapatos con suela antideslizante para aumentar la tracción.

Utilice zapatos que le estabilicen el tobillo.

Vigile cuidadosamente las superficies de los pisos en edificios públicos. Muchos pisos están hechos de mármol o baldosa y están altamente pulidos, por lo tanto pueden ser muy resbaladizos. Cuando los pisos tengan zonas de alfombra o plástico, manténgase sobre ellos siempre que sea posible.

Identifique los servicios comunitarios que pueden ofrecer ayuda, como las farmacias abiertas las 24 horas que hacen entregas a domicilio o las tiendas de comestibles que toman pedidos por teléfono, especialmente cuando el tiempo es desapacible.

Use un bolso colgado del hombro, bolsas atadas en la cintura o una mochila para dejar las manos libres.

Deténgase frente a los bordillos de aceras y verifique la altura de ellos antes de subir o bajarlos. Tenga precaución sobre los bordillos que han sido adaptados para permitir el acceso de bicicletas o sillas de ruedas.

Las cuestas hacia arriba o hacia abajo pueden conducir a una caída.

Consejos de seguridad en el hogar

Mantenga todas las habitaciones ordenadas y colóquelas siempre del mismo modo. Usted debería ser capaz de encontrar sus cosas incluso con los ojos cerrados.

Mantenga la superficie de los pisos lisa pero no resbaladiza. Nunca utilice cera ni abrillantador de suelos a no ser que se anuncien como antideslizantes, que los hay.

Use calzado de tacón bajo pero evite caminar en calcetines, medias o zapatillas flojas y abiertas en la parte trasera.

Verifique que todas las alfombras y moquetas tengan por debajo una base a prueba de resbalones o estén adheridos al piso, igual que para las alfombras en las escaleras.

Mantenga todos los cables eléctricos y líneas telefónicas alejados de las áreas de paso.

Para obtener seguridad optima, instale apoyabrazos de seguridad en las paredes de los baños de las bañeras, duchas e inodoros. Si puede, cambie la bañera por una ducha.

Use una alfombra de goma para la ducha o bañera.

Mantenga una linterna con pilas nuevas al lado de su cama.

Instale luces en el techo, evitando los apliques, salvo los de las mesillas. Los interruptores siempre junto a las puertas. Otra opción es instalar lámparas activadas con voz o sonido.

Use bombillas de por lo menos 100 vatios en su hogar.

Evite subirse a los taburetes, mucho menos para alcanzar algo situado en las alturas. Para esto existen escaleras plegables. Con el tiempo, evite colocar cosas en las alturas para reducir a un mínimo la necesidad de subir a taburetes o de extender el cuerpo excesivamente.

Si tiene teléfono móvil, llévelo consigo incluso en el hogar. Un teléfono sonando a lo lejos pone nervioso a cualquiera y no le servirá para nada si se cae bruscamente en otra habitación.

Si toma varios medicamentos, hable con su médico o farmacéutico sobre las posibles interacciones entre ellos y si pueden alterar su conciencia y reflejos.

Tenga informados a sus familiares dónde está en cada momento.

Si vive solo, puede que le convenga contratar a una compañía de vigilancia que responda a su llamada las 24 horas del día. El ayuntamiento suele proporcionar personas cualificadas gratuitamente.

Practique ejercicios de equilibrio todos los días

Mírese en un espejo. ¿Es capaz de permanecer erguido sin tambalearse? De no ser así, he aquí algunos ejercicios:

Mientras sujeta el respaldo de una silla, fregadero o mostrador, practique poniéndose sobre un solo pie a la vez durante un minuto. Aumente gradualmente el tiempo, tratando de mantener el equilibrio con los ojos cerrados e incluso inténtelo sin sujetarse.

Practique también poniéndose de puntillas y luego balanceándose hacia atrás para mantener el equilibrio con los talones. Manténgase en cada posición contando hasta 10.

Mientras sujeta el respaldo con ambas manos, use las caderas para mover su cuerpo en un círculo grande hacia la izquierda y hacia la derecha. No mueva los hombros ni los pies. Repita 5 veces.

FRACTURAS POR COMPRESIÓN VERTEBRAL

Las vértebras de nuestra columna soportan tensiones y compresiones distintas a las de cualquier parte del cuerpo, siendo por tanto las más afectadas de todas.

Diariamente, incluso cuando estamos sentados, se aplastan unas a otras, especialmente las lumbares y algo menos las dorsales, aunque las cervicales deben adaptarse varias veces cada minuto, tal es el requerimiento que de ellas hacemos. Para protegerlas tenemos esa maravilla denominada discos intervertebrales, unos cartílagos elásticos que hacen de almohadilla... salvo que consigamos sacarles de su sitio o los desgastemos prematuramente. En las fracturas por compresión de las vértebras, el tejido óseo del cuerpo vertebral se colapsa y puede verse afectada más de una vértebra. Esta anomalía se puede producir cuando hay osteoporosis (la causa más común), tumor, trauma o lesión en la espalda. Cuando la fractura se presenta a consecuencia de la osteoporosis, las vértebras de la columna inferior y torácica (pecho) se ven normalmente afectadas y los síntomas pueden empeorarse al caminar.

Cuando hay fracturas múltiples puede presentarse cifosis, una encorvadura de la espina dorsal hacia delante que puede originar presión sobre la médula espinal, la cual produce síntomas de entumecimiento, hormigueo o debilidad. Los síntomas dependen de la zona de la espalda afectada; sin embargo, la mayoría de las fracturas son estables y no producen síntomas neurológicos.

Síntomas

Dolor de espalda de comienzo súbito o crónico
Disminución de la estatura corporal
Cifosis (joroba).

Signos y exámenes

El examen físico puede revelar cifosis y en ocasiones presenta sensibilidad sobre la vértebra lesionada. Las radiografías, e incluso la reflexoterapia, de la columna vertebral muestran al menos una vértebra comprimida más pequeña que las demás. Si no hay antecedentes de un trauma significativo, entonces es necesario realizar una prueba de densidad ósea para evaluar una osteoporosis.

Si existe preocupación de que la fractura haya sido ocasionada por un tumor que está desgastando y debilitando el hueso, serán necesarias otras pruebas. De la misma manera, si la fractura fue ocasionada por un trauma intenso (como un accidente automovilístico, caer desde una altura, etc.), entonces es necesario realizar nuevas pruebas (TC) para saber si hay fragmentos de hueso presionando la médula espinal.

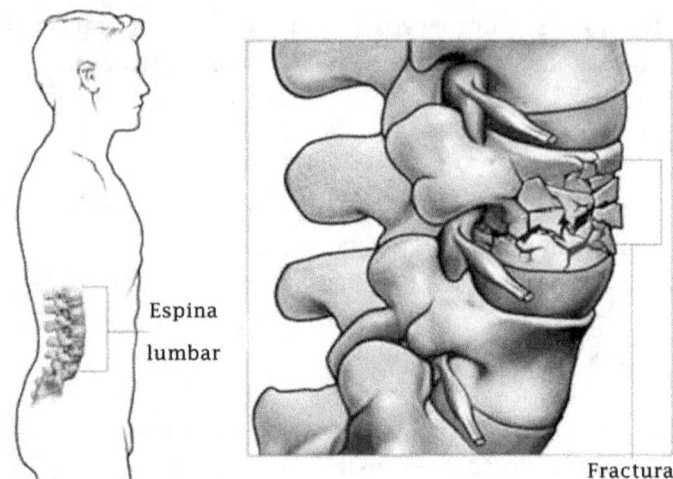

Espina
lumbar

Fractura

Tratamiento

La mayoría de las fracturas por compresión afectan a los ancianos con osteoporosis y generalmente no ocasionan lesión de la médula espinal. El tratamiento consiste en atacar la osteoporosis con productos que mejoren la densidad ósea, así como con el resto de terapias indicadas en este libro. No se recomiendan fajas, férulas, ni corsés, pues terminan debilitando definitivamente los músculos, los auténticos responsables de la estabilidad de la columna vertebral.

Si la fractura es ocasionada por un tumor, éste podría necesitar una biopsia (se extrae quirúrgicamente un trocito de hueso y se examina bajo el microscopio para determinar la naturaleza del tumor) y tratamiento.

Las fracturas ocasionadas por traumatismo usualmente necesitan férulas rígidas para proteger el hueso durante 6 a 10 semanas mientras sana.

La cirugía puede ser necesaria si se presenta algún tipo de pérdida de funcionamiento debido a un hueso que presiona la médula o los nervios espinales, aunque los estiramientos y tracciones, así como la habilidad de un buen osteópata, puede evitar pasar por el quirófano.

Pronóstico

La mayoría de las fracturas por traumatismo curan entre las 8 y 10 semanas, aunque se requiere reposo. Las fracturas osteoporósicas pueden no curarse definitivamente y ocasionar dolores crónicos de baja intensidad, generando cierta discapacidad.

Complicaciones

Compresión de la médula espinal o de la raíz de un nervio.

Cifosis (joroba).

DOLORES EN LOS HUESOS

¿Quién no ha sentido un dolor intenso en los huesos de la pantorrilla cuando era niño? Dolor de crecimiento –nos decían-; síntoma de que nuestros huesos se estiraban pues estaban vivos. Por eso, el dolor en los huesos es más frecuente de lo que pensamos, aunque menos habitual que el dolor en la articulación y que el dolor muscular. Cualquiera que sea la causa (traumatismos, osteoporosis, tumores), el dolor óseo siempre debe tomarse en serio y se debe buscar asistencia médica en cualquier momento que se presente.

Causas comunes

Traumatismo, abierto o cerrado

Fractura infantil, un tipo de fractura por tensión característica de los niños que están aprendiendo a caminar

Utilización excesiva del hueso (deportistas en especial)

Infección ósea

Cáncer en los huesos

Cáncer por metástasis (el mal se ha diseminado)

Pérdida de mineralización (osteoporosis)

Interrupción del suministro sanguíneo (como ocurre en ciertas anemias)

Leucemia (cáncer linfático)

Osteomielitis (infección grave en los huesos).

Acudiremos al médico cuando

El dolor óseo es inexplicable

Sentimos dolor en los antebrazos, manos, parte inferior de las piernas o pies

Sentimos dolor en los talones (dolor calcáneo)

Si el dolor ha aumentado recientemente

Si percibimos que algún hueso aumenta de tamaño

MENOPAUSIA

La menopausia natural se produce como promedio a los 49 a 50 años, aunque es frecuente que se lleguen hasta los 55 años.

A medida que los ovarios envejecen la respuesta a las gonadotropinas hipofisarias (FSH y LH) disminuye, inicialmente con fases foliculares más cortas (por lo tanto ciclos más cortos), menos ovulaciones y descenso de la producción de progesterona y mayor irregularidad en los ciclos. Eventualmente el folículo no responde y, sin la acción de los estrógenos, las gonadotropinas circulantes aumentan de forma importante. Los niveles de estrógenos y progesterona están notoriamente reducidos, lo mismo que los andrógenos (androstenodiona), aunque la testosterona disminuye sólo levemente pues también se produce en las glándula suprarrenal. Es importante resaltar que la mujer también segrega hormonas masculinas, siendo esta la causa de ciertas manifestaciones de virilización al llegar al climaterio, tales como aumento del vello facial.

Existe también una menopausia prematura que consiste en la insuficiencia ovárica y que se produce antes de los 40 años. El hábito de fumar se asocia a esta menopausia precoz, lo mismo que la exposición a los rayos X, fármacos quimioterápicos y cirugía que altere el aporte sanguíneo al ovario. La menopausia artificial se produce tras la extirpación de los ovarios.

Síntomas

Aunque no es una enfermedad sino un cambio o una adaptación hacia la vejez, la sintomatología que la acompaña implica su tratamiento. La suspensión durante un año de la ovulación indicaría el cese de la función reproductora, aunque los síntomas pueden durar entre 1 y 5 años.

A partir de los 40 años la mujer puede empezar a sentir los primeros síntomas del cese de la función ovárica, pero es igualmente frecuente que comiencen a los 25 a 35 años o con posterioridad a los 50. Un envejecimiento prematuro de los ovarios, lactancia prolongada, enfermedades debilitantes, procesos infecciosos, irradiación por rayos X o falta de vida sexual en pareja, pueden causar la llegada de la menopausia prematuramente. Cualquier mujer en edad crítica o que sospeche la llegada de la menopausia deberá ponerse a tratamiento, ya que las alteraciones psicológicas la pueden afectar grandemente.

Los síntomas habituales incluyen: oleadas de calor al rostro, irritabilidad, palpitaciones, insomnio, vértigos, dolores de cabeza, entumecimiento de manos o pies, dolores musculares, artrosis, incontinencia urinaria y aumento de la libido. También pueden darse con normalidad arrugas cutáneas, sequedad de la mucosa vaginal, aumento del vello facial y cambios en la voz. La ausencia de estrógenos será la causante de que estos síntomas aparezcan en mayor o menor medida.

La falta de sueño debida a las molestias de las crisis vasomotoras (oleadas de calor) contribuye a la fatiga y la irritabilidad. Puede haber mareos intermitentes, parestesias y síntomas cardíacos como palpitaciones y taquicardia, aumentando la incidencia de cardiopatías. Tiende a haber dispareunia (dolor vaginal en la relación sexual), aumento de la relajación pélvica, incontinencia urinaria, cistitis y vaginitis. Es común que las pacientes refieran náuseas, flatulencia, estreñimiento, diarrea, artralgias y mialgias.

Tratamiento
Las hierbas que mejor resultado proporcionan son el **Ñame silvestre**, **agnus cactus**, salvia y melisa, seguidas de la ortiga, escaramujo, valeriana, milenrama, mejorana y flor de naranjo. Las hojas de olivo para corregir la hipertensión, el hipericón para las depresiones nerviosas y la Onagra para la sequedad cutánea y vaginal, serán también parte importante del tratamiento. Con el fin de aportar estrógenos se recurrirá al lúpulo, isoflavonas de soja y avena. La alcachofa, la alfalfa y la calaguala, también son útiles en general.

Oligoterapia
El oligoelemento zinc ayudará a corregir los trastornos endocrinos y el manganeso-cobalto los trastornos vasomotores.

Nutrientes
Como suplementos dietéticos el mejor de todos es la jalea real, complementada con vitaminas A y E. También son imprescindibles la vitamina D y el

ácido fólico.

Homeopatía
Aconitum CH10, Sulfur CH6, Lachesis CH10, Platinum CH4, Pulsatilla CH6.

Flores de Bach
Madreselva (Lonicera caprifolium)
Crecimiento positivo y optimismo por estar vivo. Impulso para nuevas empresas.
Para personas que se empeñan en vivir en el pasado. De gran ayuda en problemas propios de la senilidad. Añoranza. Recuerdo y fijación obsesiva en los buenos tiempos pasados, en los amores idílicos, impidiéndole que valore mejor su vida presente. Nostalgia, tristeza por lo perdido e imposibilidad de pensar que todo tiempo pasado no fue mejor.

CAPÍTULO 2

TRATAMIENTO DE LA OSTEOPOROSIS

Tratamiento con medicamentos

Aunque la finalidad de este libro es proporcionar soluciones exclusivamente naturales para el tratamiento de la osteoporosis, el enfermo deberá conocer también los recursos que emplea la medicina química. No obstante, y mientras que los productos naturales están habitualmente exentos de efectos secundarios, los medicamentos pueden tener contraindicaciones y ocasionar daños a medio o largo plazo. No los emplee nunca, salvo recomendación expresa de su médico.

Bifosfonatos
Los bifosfonatos son un tipo de medicamento utilizado tanto para la prevención como para el tratamiento de la osteoporosis en mujeres posmenopáusicas. Aunque los efectos secundarios generalmente son leves, son muy frecuentes los trastornos gástricos por irritación, tanto del estómago como del esófago. Debido a que los bifosfonatos son difíciles de absorber, se deben tomar con el estómago vacío y el paciente no debe acostarse ni consumir alimentos o bebidas distintas al agua durante al menos 30 minutos después de

tomar el medicamento. Esto, indudablemente, ocasiona que pocas personas los toleren varios días. Para que sean eficaces normalmente hay que unirlos a suplementos de calcio y vitamina D.

Otra aplicación es en personas que toman esteroides o cortisonas durante varias semanas, e incluso en quienes permanecen encamados, administrándose entonces como preventivos de la osteoporosis o descalcificación ósea.

Los encontrará con el nombre de *Alendronato (Fosamax)* o *Risedronato (Actonel)*.

CALCITONINA

Nos encontramos con un medicamento ampliamente utilizado, sintetizado a partir del salmón, aunque no por ello podemos considerarlo un producto natural, salvo que consumamos el pescado. En 1962 se descubrió una hormona que disminuía los niveles de calcio en sangre a la que denominaron calcitonina (CT), creyendo que era de origen paratiroideo, aunque dos años más tarde se confirmó claramente su procedencia tiroidea. Su acción es contraria a la hormona PTH (Parathormona), la cual y en unión de la vitamina D, aumentan la concentración de calcio. La calcitonina es una hormona producida en las células C de la glándula tiroides y aunque su papel en los humanos aún no es claro, en los animales ayuda a regular el calcio en la sangre al disminuir la cantidad de calcio liberado de los huesos. La calcitonina funciona en oposición a la hormona paratiroidea (PHT) y la vitamina D, por lo que produce una disminución de los niveles de calcio en sangre (hipocalcemia) y reduce el dolor óseo.

Se ha encontrado una fuente natural de la calcitonina en el cerdo, anguila y salmón, extrayéndose sin problemas y purificándose. Una vez analizada nos encontramos con un polipéptido compuesto de 32 aminoácidos, con residuos de cisteína y prolinamida, aunque existen diferencias según la procedencia sea humana, porcina o de salmón, siendo esta última la más apreciada por su mayor actividad biológica. Por esta razón, en el tratamiento natural de la osteoporosis se recomienda la ingesta habitual de salmón, pues aunque las concentraciones de calcitonina son pequeñas en comparación con un inyectable, pueden ser suficientes a largo plazo para aliviar los dolores óseos de la menopausia.

Modo de acción

El osteoclasto (célula que destruye el hueso, una destrucción necesaria para que pueda crecer y renovarse) es la célula más rica en receptores de calcitonina, calculándose la existencia de un millón de RCT (receptores) en la superficie de cada osteoclasto. Una vez que la calcitonina (CT) se une a su receptor, ejerce su acción sobre la célula, actuando como un potente inhibidor de la actividad osteoclástica y, por tanto, del remodelado óseo. También actúa como antagónica de las hormonas glucocorticoides que originan osteoporosis.

Se han detectado receptores de calcitonina en el riñón, sistema nervioso central, determinadas poblaciones de linfocitos B, espermatozoides, células tumorales y condrocitos (células del tejido cartilaginoso). También se han encontrado en el tejido mamario durante el embarazo, sin que se conozca bien su significado fisiológico.

Podemos decir que la calcitonina produce una inhibición de la actividad del osteoclasto maduro, lo que lleva a una disminución de la reabsorción ósea. Esto ocasiona que el osteoclasto reduzca también el número de células y que disminuya su área de contacto con la superficie ósea y, consecuentemente, la resorción ósea. Estos efectos quizá sean confusos para el lector profano, pero de un modo sencillo le explicaremos que los huesos en la menopausia pierden masa ósea rápidamente, la cual es liberada a la sangre sin ser utilizada de nuevo. La causa es variada, pero básicamente obedece a una actividad más intensa de los osteoclastos, que como hemos dicho, son los que realmente degradan el hueso viejo, fenómeno llamado resorción. La calcitonina es antagonista de este efecto destructor, aunque no consigue formar hueso nuevo. Tal es así, que de no ponerse medidas adicionales, como ejercicio, vitamina D, etc., el efecto sobre el dolor óseo es pasajero y la enfermedad continuará su curso.

El efecto sobre la movilidad es rápido, evidenciándose a los 10-15 minutos, completándose posteriormente la retracción, en un tiempo medio cercano a los 30 minutos.

La calcitonina de salmón, unas 20-40 veces más potente que la humana, ejerce su acción sobre el riñón, aumentando también la absorción intestinal de calcio y otros minerales. Pudiera ser que tuviera cierto efecto anabólico en la formación del hueso y en el crecimiento por una acción estimuladora sobre los osteoblastos (células productoras de sustancia ósea). Otros estudios aseguran que posee cierta capacidad inhibitoria del crecimiento de células de carcinoma mamario e inhibe el desarrollo de cáncer óseo. Sin embargo, para los efectos sobre los osteoblastos (células nuevas) la hormona PTH sigue siendo más efectiva, entre otras razones porque el tratamiento continuado de calcitonina tiende a producir una resistencia a la acción de la misma, ya que se desarrollan anticuerpos frente a la misma.

La función más importante de la calcitonina parece ser la protección del esqueleto, lo que viene avalado por los siguientes hechos:

- En los seres humanos, está elevada al nacer y durante la infancia, así como durante el embarazo y la lactancia, estados en los que existen mayor necesidad de calcio.
- Los niveles séricos de calcitonina resultan inferiores en la mujer que en el varón y disminuyen aún más en la mujer tras la menopausia, coincidiendo en una mayor pérdida de masa ósea.

• La raza negra tiene niveles superiores a la raza blanca, al mismo tiempo que sufre menor incidencia de osteoporosis.

• Algunos grupos han encontrado déficit de calcitonina en la osteoporosis postmenopáusica, aunque estos hallazgos no han sido confirmados por otros. Esta falta de concordancia, junto al hecho, ya señalado, de que en situaciones de extirpación total del tiroides (con niveles indetectables de calcitonina), no se produzca una pérdida importante de hueso, hace que sea una hormona cuya función no está definida.

Posee también cierta acción analgésica, aliviando el dolor producido por la fractura vertebral osteoporósica, la enfermedad de Paget y las metástasis (cáncer) óseas. Este efecto es diferente a otros analgésicos, demostrándose una correlación entre la actividad antiosteoclástica y el poder analgésico; a mayor pérdida ósea, mayor efecto, por lo que se piensa que la acción es por un aumento en las endorfinas.

Hay otra sustancia, la procalcitonina, indetectable en personas sanas, que se eleva especialmente cuando existe una infección bacteriana, por lo que se le ha buscado utilidad en el diagnóstico de estados inflamatorios. En aquellos enfermos en los cuales la elevación es importante, hay casi siempre un cuadro séptico (infeccioso) importante. Tanto es así, que en los análisis se emplea más este factor que la tradicional proteína C reactiva. También ha demostrado su utilidad en el pronóstico de las pancreatitis agudas.

Valores normales
Menos de 10 pg/ml (picogramos por mililitro).

Significado de los resultados anormales
Carcinoma medular de la tiroides
Insulinoma (tumor benigno del páncreas)
Vipoma (tumor maligno del páncreas)
Cáncer pulmonar
Pancreatitis
Infecciones severas.

Utilidad
Enfermedad de Paget (deformación de los huesos)
Hipercalcemia
Osteoporosis postmenopáusica
Dolor asociado a procesos metastásicos (cáncer que se disemina) óseos.

Efectos secundarios
Sangrado excesivo
Desmayo o sensación de mareo
Hematoma (acumulación de sangre debajo de la piel)
Infección (un riesgo leve en cualquier momento que se presente ruptura de la piel)
Son frecuentes náuseas, dolor abdominal, vómitos, diarrea, alteraciones del gusto, erupciones cutáneas, escalofríos, dolor de cabeza y sudoración.

Como resumen y para evitar confusiones, debemos insistir en que la calcitonina no es un producto que aumente la calcificación (densidad) de los huesos, pues esta es una labor de otros elementos, entre ellos los osteoblastos. Su función es retrasar o retardar la velocidad de pérdida ósea y aliviar el dolor en los huesos. Sin embargo, y aunque los dolores disminuyen drásticamente, si el hueso no elimina los osteoclastos, las células regeneradoras (osteoblastos) no pueden actuar, produciéndose a corto plazo una degeneración irreversible. Las células viejas deben salir para que las nuevas puedan entrar, y la calcitonina impide este proceso natural. Administrar dosis extras de calcio solamente servirá para aumentar la cantidad de calcio disponible en la sangre, pero sin posibilidad de que pueda ser utilizado por el hueso para renovarse. El riñón y la pared arterial, serán los primeros en acusar esta hipercalcemia.

Aunque la calcitonina retarda la pérdida ósea y reduce el riesgo de fracturas, es menos efectiva a medio plazo que el tratamiento con estrógenos o bifosfonatos siendo, además, muy costosa. Se suministra en forma de aerosol nasal o en inyectable.

RALOXIFENO

El raloxifeno es otro medicamento utilizado para la prevención y tratamiento de la osteoporosis. Es similar a otro empleado para el cáncer de mama llamado tamoxifeno y puede reducir el riesgo de fracturas de la columna en casi el 50%, aunque no parece prevenir otras fracturas, incluyendo las de la cadera. Se le atribuyen efectos protectores contra las enfermedades cardiacas y el cáncer de mama, aunque se necesitan aún más estudios para confirmarlo.

El efecto secundario más serio del raloxifeno es un aumento del riesgo en la formación de coágulos sanguíneos en las venas de las piernas (trombosis venosa profunda) o en los pulmones (embolia pulmonar).

Aunque no es una hormona, parece ser que regula la producción de estrógenos, especialmente en la menopausia, cuando la disminución es notoria. Por eso sus efectos son similares a los estrógenos, especialmente en cuanto a la prevención y el tratamiento de la osteoporosis, pudiendo prevenir el deterioro óseo en la columna vertebral, la cadera y otras partes del cuerpo. Los estudios han demostrado que puede reducir el índice de fracturas vertebrales de un 30 a un 50 por ciento.

HORMONAS

Estrógenos
El cuerpo de una mujer produce menos estrógenos durante y después de la menopausia, lo cual puede afectar la resistencia de los huesos. Basados en estudios preliminares, muchos médicos solían creer que esta terapia de reemplazo hormonal podría ser beneficiosa para reducir el riesgo de las

enfermedades cardiacas, así como las fracturas óseas causadas por osteoporosis, además de tratar los síntomas de la menopausia. Sin embargo, los resultados de un estudio nuevo, llamado Iniciativa de Salud para las Mujeres (Women's Health Initiative, WHI), ha llevado a los médicos a revisar sus recomendaciones con relación a dicha terapia.

Este estudio, iniciado en 1993, fue efectuado en 161.809 mujeres entre las edades de 50 a 79 años en 40 centros médicos diferentes. Parte del estudio se proponía examinar los beneficios y riesgos para la salud de la terapia de reemplazo hormonal con estrógenos, incluyendo los riesgos de cáncer de mama, ataques cardiacos, accidente cerebrovascular y coágulos sanguíneos.

En julio de 2002, un componente de la WHI, que estudiaba el uso de estrógenos y progestágenos en mujeres que tenían útero, advirtió que los riesgos para la salud excedían los beneficios. Un segundo componente del estudio, que estudiaba la terapia de sólo estrógenos en mujeres que ya no tienen útero, fue suspendido a principios de marzo de 2004. Recordamos que los progestágenos actúan principalmente durante la segunda parte del ciclo menstrual, frenando los cambios en el endometrio que inducen los estrógenos y estimulando los cambios madurativos. Estos efectos también ocurren en la mama. Así mismo, es importante resaltar la función del endometrio, esto es, alojar el huevo después de la fecundación permitiendo su implantación y favoreciendo el desarrollo de la placenta.

El estudio de la WHI mostró que las mujeres que tomaban terapia de reemplazo hormonal tenían 34% menos fracturas de cadera y 24% menos fracturas generales que las mujeres que no recibían las hormonas. Sin embargo, la razón principal para suspender la recomendación para tomar estrógenos/progestágenos fue debida a un 26% de aumento en el cáncer de mama en mujeres que tomaban las hormonas, al igual que el incremento de los ataques cardíacos, accidentes cerebrovasculares y coágulos de sangre (accidentes tromboembólicos).

Ello nos lleva a la recomendación de que las mujeres que estén pensando en tomar la terapia de reemplazo hormonal para prevenir la osteoporosis deberían emplear remedios naturales, menos espectaculares, pero de cualquier modo más inocuos.

Hormona paratiroidea

Este tipo de hormona se emplea también para el tratamiento de la osteoporosis en mujeres postmenopáusicas y en hombres que tienen un alto riesgo de fracturas, ya que promueve la formación de materia ósea nueva y aumenta la densidad ósea. Se ha mostrado que reduce las fracturas de columna vertebral, cadera, pie, costillas y muñeca en mujeres postmenopáusicas, y en los hombres puede reducir las fracturas de la columna vertebral. Se emplea de forma inyectable y no se disponen datos todavía de sus posibles efectos secundarios a medio y largo plazo, pero pudiera ser la terapia del futuro en sustitución de la calcitonina y los bifosfonatos.

¿SON NECESARIOS LOS LÁCTEOS?

No hay consumidor que deje de asociar leche con calcio, quizá porque el color de ambos es similar. Esta correlación errónea ha llegado hasta tal punto que no hay médico, farmacéutico o enfermera que no recomiende tomar leche cuando una persona necesita un aporte extra de calcio. Todos están convencidos de que el calcio presente en la leche viajará rápidamente hasta las mismas entrañas del hueso, "calcificándolo" de inmediato. Y en ese convencimiento muchas personas beben cantidades ingentes de leche, incluso sustituyendo al agua, pues piensan que es mejor beber algo rico en nutrientes que la insípida agua. Sin embargo, la paradoja comienza cuando sabemos que en Estados Unidos, cuya población se manifiesta como consumidora compulsiva de lácteos, el índice de osteoporosis es mayor que en el resto de los países. Y si algún estudioso se atreve a insinuar que la leche no solamente no cura la osteoporosis, sino que termina agudizándola, recogerá más risas que aplausos.
Pero como la ley de causa y efecto es algo totalmente fiable, no es de extrañar que cada vez más expertos alcen su voz afirmando sin miedo que la leche y sus derivados no sólo no son alimentos adecuados para el ser humano, sino que ni siquiera

constituyen una buena fuente de calcio. Las razones están primero en la biodisponibilidad del calcio y otra en la posibilidad de que pueda fijarse en los huesos. Mientras tanto, y por si alguien dudaba de que la leche fuera rica en calcio, la mayoría de las centrales lecheras ya publicitan sus envases con el slogan de: "Enriquecida con calcio". Con ello no sabemos si reconocen que su riqueza en calcio no era tal y por eso hay que enriquecerla, o que consideran que cuanto más calcio lleve la leche mejor para la salud.

En pruebas efectuadas con 78.000 mujeres de entre 34 y 59 años durante 12 años por varios profesores de la Universidad de Harvard en Estados Unidos y que fue publicado en el American Journal of Public Health en 1997, sus conclusiones desmienten la tesis de que un mayor consumo de leche u otras fuentes alimenticias de calcio por mujeres adultas las protege de fracturas propias de la osteoporosis, como son las de cadera o antebrazo.

También es interesante recordar el estudio efectuado por Salud y Medio Ambiente en 1983 sobre los hábitos cotidianos de 6.500 habitantes de 65 provincias dispersas de la China rural, en donde se recogen pruebas concluyentes alejadas de cualquier interés comercial. En ese trabajo se demostró -entre otras cuestiones- que la leche animal desmineraliza a los adultos. Es decir, se comprobó que las mujeres que no tomaban leche de vaca y su único alimento eran el arroz, los vegetales, la soja y sus derivados no padecían osteoporosis. Y que, sin embargo, si dejaban esa dieta e introducían la leche de vaca, sus niveles de calcio bajaban y aumentaba la incidencia de esa patología.

Otras investigaciones igualmente fidedignas nos llevan al doctor John McDougall -médico nutricionista del St Helena Hospital de Napa (California, Estados Unidos), quien averiguó que las mujeres de la etnia bantú no toman leche pero sí calcio procedente de fuentes vegetales y, sin embargo, a pesar de que tienen una media de 10 hijos y los amamantan durante largos periodos, no padecen osteoporosis.

Pero estas investigaciones no fueron únicas y hasta el doctor William Elks, ex presidente de la Academia Americana de Osteopatía Aplicada, estableció que las personas que toman de 3 a 5 vasos de leche diarios presentan los niveles más bajos de calcio en sangre. También agregó que tomar mucha leche implica ingerir grandes cantidades de proteínas lácteas y éstas producen un exceso de acidez que el organismo intenta compensar mediante la liberación de minerales alcalinos.

Además, un hueso denso y altamente mineralizado en calcio desplaza al colágeno, perdiendo flexibilidad y pudiéndose romper con un simple impacto.

¿Dónde va ese calcio sobrante? Puesto que la sangre no puede almacenar indefinidamente niveles altos de calcio, y una vez que los huesos no pueden emplearlo para consolidar la masa ósea, el mineral no utilizado pasará a ser filtrado por el riñón, en donde comenzará una lenta labor destructora. La formación de nuevos compuestos, como cristales de oxalato cálcico y fosfato cálcico, dará lugar a arenillas y cálculos renales de diferentes tamaños que terminarán por destruir el riñón. Antes de eso, síntomas como la hipertensión, los vómitos, las contracturas musculares, los calambres y el aumento del índice de coagulación sanguínea, nos indicarán que nuestra dieta es demasiado rica en calcio y que las arterias están empezando a endurecerse. La arteriosclerosis, esa enfermedad que estrecha la luz arterial y endurece la pared, se forja mediante el colesterol y el calcio, formando entre ambos un depósito sumamente duro y calcificado que anula la elasticidad de la arteria e impide su oxigenación.

Otros estudios muestran que con una ingesta de 75 gramos diarios de proteína láctea (caseína) se pierde más calcio en la orina del que se absorbe a través de la dieta. Además, el consumo adicional de tabletas de calcio ocasiona un desplazamiento del fósforo y el magnesio, por lo que seguramente aparecerán carencias de estos minerales, indispensables a su vez para los huesos.

El problema es cómo convencer a las mujeres que están en la menopausia de que los lácteos no son una buena fuente de calcio, y que sus huesos deben recibir otras ayudas diferentes, por ejemplo, haciendo ejercicio diariamente. Si, como sabemos, la inmovilidad ocasiona una pérdida drástica de la masa ósea, bastaría 30 minutos de ejercicio diario para restituir el calcio perdido en los huesos, sin más ayuda. También, como veremos más adelante, existen otras muchas fuentes de calcio más saludables que la leche, además de recomendar el aporte de las isoflavonas de calcio en la menopausia, un remedio tradicional en casi todo el mundo.

La obsesión por el calcio es casi una paranoia, pero debemos insistir en que la leche de vaca, tan rica en este mineral, no es el medio adecuado, especialmente porque una vez en el tubo digestivo humano la inmensa mayoría del mismo es precipitado en forma de fosfato de calcio y expulsado a través de las heces fecales. Sólo una pequeña parte es absorbida. Por el contrario, otras fuentes naturales, como las hortalizas, legumbres secas, frutos secos y frescos, suministran menos cantidad, pero está biodisponible casi de inmediato. Además, el calcio es un mineral muy abundante en el suelo donde es recuperado por las raíces de las plantas.

Si usted está convencido de que debe eliminar la leche de su dieta no se preocupe por sus niveles de calcio y mejor aumente el consumo de otros minerales igualmente imprescindibles en la formación del hueso: magnesio, fósforo, sílice, flúor, cobre, sílice y la preciada vitamina D.

Factores que contribuyen a una carencia de calcio

1- Poco ejercicio físico o inmovilización por enfermedad. Los huesos pierden la propiedad de atraer el calcio y retenerlo, eliminando la mayoría del consumido con la dieta.

2- La toma de alimentos alcalinos o medicamentos utilizados para combatir la acidez gástrica.

3- Tomar alimentos muy ricos en ácido oxálico el cual se combina con el calcio formando así oxalato cálcico, una mezcla no absorbible y que puede dar lugar a formación de cálculos.

4- Aumento de las necesidades, especialmente en embarazadas y lactantes, niños en crecimiento, práctica de algún ejercicio intenso, tensión emocional prolongada, dolores crónicos o intensos, infecciones u operaciones quirúrgicas.

5- Traumatismos óseos que obliguen a una restauración del hueso.

6- Exceso de grasas saturadas en la alimentación las cuales forman un compuesto insoluble con el calcio.

7- Consumo extra de fibra dietética (salvado, en especial).

8- Menopausia y cualquier alteración en la mujer que produzca poca cantidad de estrógenos.

11- Hiperfunción de la glándula tiroides y/o paratiroides, ésta última porque aumenta las necesidades de calcio.

12- Uso continuado de diuréticos.

Toxicidad del calcio en administración prologada

El exceso de calcio en la sangre, conocido como hipercalcemia, resulta principalmente de la ingesta excesiva de suplementos de calcio, de vitamina D y de algunas enfermedades (hiperparatiroidismo, tumores, insuficiencia renal crónica, etc.)

Se caracteriza por:
- sed constante
- deseos exagerados de orinar
- cálculos renales
- náuseas y vómitos
- estreñimiento y dolor abdominal
- ritmo cardiaco alterado
- tejidos con calcificación
- ansiedad
- se puede llegar al coma, cuando la hipercalcemia es exagerada.

La desaconsejable leche de vaca

Perdone el lector si volvemos a insistir en la inconveniencia de tomar lácteos, especialmente leche de vaca, pero es que actualmente no hay mujer menopáusica que no tome abundancia de lácteos por consejo médico, en la creencia de que ese alimento es "bueno para los huesos". Puesto que estamos hablando de una cifra de al menos 10 millones de mujeres consumidoras mayores de 40 años (solamente en España), a las que hay que sumar una cantidad similar de varones a los que también se les recomienda con insistencia los beneficios de la leche, cualquier prueba por parte nuestra contribuirá a que no existan tantos ignorantes.

Además de los desórdenes metabólicos y hormonales que ocasiona la leche y que han sido reiteradamente indicados en la literatura médica imparcial (pueden leer "LECHE Y FLÚOR, DOS VENENOS A NUESTRO ALCANCE", de esta misma editorial), el estupor alcanza cotas altísimas cuando escuchamos reiteradamente que la leche proporciona al organismo calcio y por lo tanto es el gran sanador de la osteoporosis; aunque cuanta más leche se tome, más osteoporosis se tendrá. Además, la leche de vaca le impedirá que adelgace, y eso que la modalidad descremada hace pensar lo contrario.

Merece la pena, por tanto, insistir en escribir mal de la leche de vaca, puesto que sobre ella pesa una fuerte publicidad -¿engañosa o deliberada?- de que es preventiva y curativa de la osteoporosis y que nos proporciona la cantidad necesaria de calcio. Si encima adelgaza ¿quién se puede resistir a beberla con placer?

Las razones que avalan desaconsejar beber leche de vaca en las personas enfermas de osteoporosis son diversas y algunas ya las hemos mencionado. En primer lugar se trata de un alimento especializado destinado solamente a su especie, el ternero. La masa ósea de un vacuno es totalmente diferente a la del ser humano. El crecimiento del ternero, a expensas de sus huesos y músculos alimentados con la leche de su madre, dura unos dos años y el del hombre veintiún años. Un vacuno tiene unas expectativas de vida de quince años y un hombre sobre los setenta y cinco años. Las hormonas de crecimiento y de fijación del calcio contenidas en la leche de vaca son las destinadas al propio hijo de la vaca. Estas hormonas, entre las que se encuentran la Somatotropina (GH), actúan enérgicamente en el metabolismo del ternero para proporcionarle el rápido crecimiento que tendrá.

Un ternero necesita de sus cuatro estómagos (en realidad uno con cuatro cavidades) para digerir la leche de su madre y los humanos sólo disponen de un estómago y de ácidos diferentes de digestión. En el rumen del ternero se produce la fermentación de la leche, algo que es inviable en el estómago humano. Además, la cantidad de caseína contenida en la leche de vaca, es muy superior a la caseína contenida en la leche de mujer. Dicha caseína se endurece en nuestro organismo formando grandes masas de muco proteína que también acidifica el organismo y por tanto, otro elemento más, que sacrifica el calcio de nuestros huesos ocasionando osteoporosis. También contiene exceso de fósforo que va acidificar nuestro sistema y para combatir dicha acidificación será a expensas de las sales de calcio que se encuentran en el interior de nuestros huesos; de nuevo la osteoporosis.

La leche de vaca es pobre en hierro y en nuestro organismo el hierro y el calcio van en una proporción determinada. Al digerir la leche de vaca, el organismo consume hierro de las reservas y al fallar la proporción de hierro-calcio, también se pierde calcio. Cierto es que la leche de vaca contiene en su composición calcio, pero el hombre lo absorbe mal debido al contenido de caseína, fósforo, hierro y hormonas de vaca. La caseína, contenida en la leche de vaca, una vez en el interior de nuestro organismo, nos hace perder, o bien nos impide metabolizar, las vitaminas del grupo B indispensables para metabolizar el calcio, proteínas, glúcidos, lípidos, fabricar hormonas, y mantener a nuestro sistema nervioso en equilibrio.

El calcio y el hierro debemos de tenerlo en un estado de equilibrio y al metabolizar la leche de vaca ingerida, desequilibramos dicha proporción, por lo que por ello, también, perdemos calcio. Además, cuando empezamos a tener dientes es la señal de que la naturaleza nos avisa que debemos abandonar la lactancia para ingerir otros alimentos más complejos y de fácil digestión, como son los cereales que requieren la presencia de dientes. ¿Por qué seguir bebiendo entonces un alimento que ya no requiere succión y que apenas se parece al original que nuestra madre nos proporcionaba?

¿Cómo es posible que siendo una sociedad bebedora habitual de leche y lácteos, estemos a la cabeza de las enfermedades descalcificantes? Todo el mundo, incluidos los médicos, están resignados a que la mayoría de las mujeres menopáusicas tengan osteoporosis, creyendo que es una consecuencia inevitable de la edad. Ese convencimiento les lleva a la estupidez de recetar comprimidos de calcio y calcitonina, en un intento por restaurar la calidad del hueso.

La consecuencia es que los huesos siguen perdiendo densidad (no solamente calcio), mientras que cantidades ingentes de calcio inorgánico circulan peligrosamente en sangre, aumentando así el riesgo de trombosis, calcificaciones de la pared arterial y formando cálculos renales.

TRATAMIENTO CON PRODUCTOS NATURALES

Indudablemente hay dos ventajas en la aplicación de los productos naturales: una, la ausencia de efectos secundarios; y dos, no solamente mejora la osteoporosis, sino todo el organismo. No obstante, es importante resaltar que la medicina natural nunca trata las enfermedades, sino a los enfermos, no aislando las causas de su entorno social y familiar, mas bien teniéndolos en cuenta. Se insiste en tratar conjuntamente cuerpo, mente y alma, pues de no ser así la enfermedad no se solucionará. Pero si admitimos que la menopausia es un cambio y no una enfermedad, lo importante es que el organismo se adapte a esta evolución positiva, no tratando inútilmente de retroceder en el tiempo. No se trata de hacer que las mujeres sean cada vez más jóvenes, sino de que sean más felices, más fuertes y más sabias, y esto no se logra nunca con medicamentos.

La obsesión por detener el tiempo mediante la cirugía es una ilusión peligrosa, puesto que el envejecimiento continúa internamente, y al igual que resulta inútil pintar un mueble carcomido, al ocultar los signos del paso del tiempo impedimos que sean corregidos. La osteoporosis no es una consecuencia inevitable del envejecimiento, sino que está originada por una larga serie de errores mantenidos durante muchos años y sobre esos errores hay que actuar. Una recomendación: no anule con calmantes el dolor de sus huesos, pues es la señal de alarma que le indica si la terapia que está haciendo produce el efecto deseado.

NUTRIENTES ESENCIALES

El hueso, ya lo hemos indicado, necesita básicamente ejercicio y nutrientes, esencialmente minerales, y para lograr un buen aporte se recomiendan: almendras, higos secos, sardinas en aceite, aceite de hígado de bacalao, algas marinas, almendras, avellanas, cerezas, brécol, champiñones y calamares. No obstante, en una primera fase, para resolver la osteoporosis es preferible emplear productos dietéticos en cápsulas que contengan los minerales y vitaminas que se precisan, aunque se pueden simultanear con los alimentos. Puede comprarlos indistintamente en las farmacias o en las tiendas de herbodietética, aunque las dosis suelen ser mayores en las primeras. Quizá, en esta fase inicial, le recomendaríamos utilizar los preparados farmacéuticos por su mayor dosis y, posteriormente, como mantenimiento por largo tiempo, los comprimidos de levadura de cerveza asimilada en esos nutrientes. Lo ideal es encontrar algún producto que los contenga todos o la mayor parte de ellos, reforzándolo con alguno de ellos (por ejemplo vitamina B12) en mayor cantidad. También, y puesto que el tratamiento debe durar varios meses, se pueden tomar grupos de dos o tres en dosis altas, continuando así hasta completar el resto.

ÁCIDO FÓLICO
Vitamina M, vitamina Bc

Descubierta en el año 1935 en la levadura de cerveza y el extracto de hígado, se la denominó vitamina M, aunque ya anteriormente, en 1925, algunos investigadores hablaban de una vitamina Bc a la que consideraban un factor antianémico importante. En esa época también se hablaba de un factor de crecimiento para las bacterias intestinales lactobacillus casei y streptococcus casei, presente en las espinacas, aunque tuvieron que pasar varios años, justo en 1940, para que se comprobara que todas eran la misma sustancia. Cinco años después se logró realizar su síntesis gracias a Augier, aunque durante algunos años el nombre que se utilizó fue el de ácido pteroilglutámico.

Características
Tiene un gran parecido químico con la vitamina B-2 y se la ha reconocido también como similar al ácido para aminobenzoico (PABA), otra vitamina del grupo B. En su composición química encontramos al ácido glutámico y aunque no se está seguro de que sea una vitamina esencial, su decisiva acción en ciertos tipos de anemias y la prevención de la espina bífida, la hacen imprescindible.

No solamente tiene parentesco químico con las sustancias mencionadas anteriormente, sino que sus acciones terapéuticas son similares, coincidiendo también con la vitamina B-1, además de su buena acción antisulfamida que comparte con el PABA. Dado que la sustancia pura es el ácido pteroilglutámico se suele emplear todavía esta denominación para evitar confusiones.

No puede ser sintetizado por el organismo humano y debe ser aportado en la dieta continuamente, ya que solamente se almacena muy parcialmente en el hígado.

Muchos compuestos de estructura química parecida interfieren en su función metabólica, siendo la aminopterina (anticanceroso) el más activo ya que favorece la conversión del ácido fólico en folínico, la forma en que el organismo no la puede utilizar. Este componente se emplea en el tratamiento de la leucemia.

Su absorción se produce en el intestino delgado, en las células epiteliales y allí se une a las proteínas, aunque el 20% de folato absorbido se elimina sin poder ser reabsorbido por la bilis.

Funciones
La función principal del ácido fólico es actuar como catalizador en el aprovechamiento de los aminoácidos histidina, serina, glicina, metionina, colina y timina, utilizados todos en reacciones muy importantes. Además, favorece la síntesis de la colina y el cambio de homocisteína en metionina. Pero por encima de estas importantes acciones su

carencia provoca una anemia macrocítica por maduración incorrecta (megaloblástica) de los glóbulos rojos, acompañada de leucopenia (disminución de los leucocitos).

Fuentes principales

Lo encontramos con preferencia en las hojas verdes, aunque con sensibles diferencias entre ellos, pero cualquiera puede utilizarse como vitamina. También aparece en el hígado (0,40 mg/100 gr), las legumbres (0,50 mg/100 gr), la patata (0,15 mg/100 gr), los riñones (0,09 mg/100 gr) y los huevos (0,09 mg/unidad).

Enfermedades carenciales

La carencia de ácido fólico produce *anemia megaloblástica* y otras alteraciones de la sangre. También puede darse *infertilidad*, alteraciones gastrointestinales, glositis, estomatitis y malaabsorción intestinal. Todo ello puede conllevar a aborto, desprendimiento prematuro de la placenta, *neuropatías* y *alteraciones* psíquicas.

Normalmente la causa de una carencia de ácido fólico se debe a una dieta incorrecta, siendo muy habitual en ancianos. Sin embargo, y aunque la alimentación pueda ser correcta hay una larga serie de circunstancias que pueden provocar su carencia, entre ellas:

Enfermedad celíaca, esprue, medicamentos diversos (barbitúricos, cicloserina, anticonceptivos orales o fenitoína) y por supuesto la carencia en la alimentación de alimentos frescos, poco cocidos.

Después tenemos a los antagonistas del ácido fólico, entre ellos: el triamterene, trimetoprim, primetamina, anticonvulsivantes, carencia de vitamina B-12, alcohol y carencia de vitamina C.

También hay enfermedades que aumentan sus necesidades, como: embarazo, lactancia, procesos malignos, metabolismo aumentado, dependencia de la vitamina B-12 y hepatopatías.

La dosis diaria es de 10-30 mg por vía oral, aunque hay que tener en cuenta que este tratamiento no cura todos los tipos de anemias, la ferropénica entre ellas, y puede inducir a error en los análisis. Es más, de administrarse prolongadamente como tratamiento único se puede producir una degeneración del sistema nervioso a causa de una anemia mal curada por aumentar los requerimientos de B-12. Por tanto y aunque se puede administrar inicialmente el ácido fólico para restablecer rápidamente las cifras de hematíes y tratar *depresiones* intensas o *psicosis*, antes de una semana se deben administrar conjuntamente el resto de los antianémicos conocidos, entre ellos el hierro y la B-12.

Es muy útil en la menopausia ya que consigue incrementar la cantidad de estrógenos segregados por los ovarios, evitando así las sensaciones molestas como los sofocos o la tendencia a la displasia del cervix. Provisionalmente y para lograr efectos rápidos, se recomienda tomar 1 mg de *ácido folínico* (una forma más activa del ácido fólico) durante 1 semana, continuando posteriormente con el ácido fólico.

Espina bífida

La espina bífida es un defecto congénito del tubo neural (la estructura que luego forma el cerebro y la médula espinal), que afecta a la columna vertebral y, en algunos casos, a la médula espinal.

Los estudios parecen confirmar que tomar suficiente ácido fólico antes y durante la primera etapa de su embarazo, podría prevenir hasta el 70 por ciento de los casos de espina bífida. Se recomiendan 400 microgramos de ácido fólico y comer una dieta sana con alimentos ricos en ácido fólico.

VITAMINA B12
Cobalamina, cianocobalamina

Ya en 1926 se empezaron a tratar los casos de anemia perniciosa con extractos de hígado crudo, aunque con resultados muy poco consistentes, especialmente porque la tolerancia gástrica era muy poca y se hacía necesario enmascararlo con otros alimentos para que el paciente lo pudiese ingerir sin vomitarlo. No obstante y a pesar de lograr ingerirlo, muchos enfermos de anemia no se curaban. El problema lo resolvió Castle, el cual en 1929 habló de dos factores, uno extrínseco (procedente del exterior) y otro intrínseco (presente en el estómago), los cuales debían estar presentes al unísono para curar la anemia.

Todas estas conclusiones llevaron al aislamiento en el hígado de animales de un compuesto cristalino rojo al cual denominaron vitamina B-12 y que tenía unas grandes propiedades hematopoyéticas (formación de sangre).

Características

La molécula de la B-12 contiene cobalto y se trata de una sustancia higroscópica cristalina de color rojo, soluble en agua y alcohol, aunque no en acetona o éter. En su forma activa, incluso como hidroxicobalamina, está íntimamente ligada a las proteínas siendo estable a la temperatura ambiente, moderadamente estable a los ácidos y álcalis, y muy sensible a los rayos ultravioleta. Un dato curioso es que incluso la vitamina C la ataca, como también lo hace la B-1, alterando ambas su estabilidad y con mucha más intensidad la nicotinamida, otra vitamina del grupo B. El problema parece estar no tanto en estas vitaminas sino en sus productos de descomposición, lo que obliga a tomar precauciones especiales y no administrar la vitamina B-12 en unión a estos componentes.

Respecto al factor intrínseco, secretado por las células parietales de la mucosa gástrica, parece ser que tiene un punto de unión con la B-12 ayudándola a penetrar mejor a través de las vellosidades intestinales, aunque en el proceso final penetra en la célula en solitario.

En el plasma la encontramos unida ya a proteínas específicas, aunque la mayor parte se concentra en el hígado, eliminándose por bilis y en menor proporción por riñón. En unión al ácido fólico interviene en la síntesis de las nucleoproteínas y en la del ADN, estando ambas interrelacionadas en la producción de ácidos nucleicos y de ahí la alteración de estos compuestos en las carencias de B-12.

Funciones orgánicas
Es constituyente esencial de las proteínas.
Interviene en la síntesis de la colina.
Facilita la formación de creatina y actúa como una reserva energética a nivel del ATP muscular.
Está íntimamente ligada al ácido fólico, siendo necesaria para el suministro de éste a nivel hepático.
Mantiene el glutatión en estado reducido, evitando alteraciones en el metabolismo de los hidratos de carbono.
Interviene en el metabolismo de los lípidos.
Es imprescindible en la actividad del Coenzima A.
Imprescindible en la hematopoyesis y la maduración de la médula espinal.
Es un factor esencial para fijar y distribuir las grasas en los lugares adecuados.

Fuentes principales
La encontramos en abundancia en el hígado de vaca (60 mcg/100 gr), aunque no puede ser asimilada en estado crudo y la cocción la destruye parcialmente. Por ello la única manera de administrarla son los extractos de hígado, las algas

marinas (mucus, espirulina y clorella) o la vitamina química. También aparece en los riñones (30 mcg/100 gr), los arenques (14 mcg/100 gr), el bacalao 0,5 mcg/100 mg), la leche de vaca (0,3 mcg/100 gr) y los huevos (o,4 mcg/unidad).

Causas de su deficiencia

Ingestión pobre por regímenes irracionales o anorexia.

Carencia del factor intrínseco, la cual se da en la enfermedad de Addison o como consecuencia a operaciones quirúrgicas en el estómago.

Infecciones bacterianas o parasitarias que puedan interferir en su absorción, o que provoquen su eliminación masiva.

Trastornos del intestino delgado por enfermedad celíaca, procesos malignos o esprue.

Enfermedades orgánicas como hepatopatías o afecciones renales.

Aumento de las necesidades en el embarazo, hipertiroidismo, lactancia o infecciones por parásitos.

Enfermedades carenciales

La *anemia perniciosa* es la forma clínica más conocida, aunque en la actualidad está más extendida la anemia ferropénica. Las alteraciones clínicas tardan muchos meses en declararse y esto suele ocurrir cuando los niveles sanguíneos descienden de 0,1 mg.

La sintomatología comprende cansancio extremo, hipotensión, palidez, alteraciones neurológicas de la médula, psicosis y atrofia óptica. En este sentido, es de destacar la ambliopía (ojo vago) del fumador la cual está producida por el cianuro del humo del tabaco, el cual causa una mayor eliminación de B-12. También hay una atrofia de la mucosa gástrica que deja de segregar factor intrínseco, lo que impide que las dosis de vitamina B-12, tanto la procedente de alimentos como las terapéuticas, puedan ser absorbidas.

La dosis terapéutica debe ser pequeña, ya que se ha demostrado que cantidades de un miligramo diario provocan cierta dependencia. El extracto hepático y el coenzima B12 (dibencozide), poseen una capacidad antianémica superior a la misma B-12. Una vez lograda la curación, bastarán 30 mcg una vez al mes para consolidar los resultados.

Últimos estudios indican que una deficiencia de la vitamina B-12 puede ocasionar una baja densidad mineral ósea en hombres, y confirman conclusiones semejantes en las mujeres. Mientras que la deficiencia de la vitamina B-12 ha estado siempre relacionada con los hematíes y la anemia perniciosa, nadie hasta ahora podía considerar su intervención en la calidad de los huesos, siendo la causa todavía desconocida. Las pruebas establecieron la relación entre los niveles sanguíneos de vitamina B-12 y la salud de los huesos, encontrándose que las personas con niveles de B-12 bajos tenían más riesgo de osteoporosis que aquellos con niveles más altos. También se confirmó que las bajas concentraciones de B-12 ocasionaban una densidad mineral ósea significativamente más baja en la cadera en hombres y en la espina dorsal en mujeres que aquellos con concentraciones normales. Esa baja calidad ósea suele ir unida a los síntomas habituales en la anemia, como falta de respiración, palidez, cansancio extremo, hipotensión, problemas de equilibrio y una reducción en la capacidad cognitiva. La osteoporosis, sin embargo, progresa sin ningún signo externo hasta que ocurre una fractura.

La ingesta dietética recomendada para la vitamina B12 es 2,4 microgramos cada día para hombres y mujeres, pero niveles bajos de ácido del estómago (por tomar alcalinos) y el envejecimiento, pueden reducir la capacidad de absorber la vitamina. Las personas de más de 50 años deberían tomar suplementos que contienen B12, como las algas Espirulina y Chlorella.

Otras aplicaciones no carenciales

Como *anabolizante* no hormonal.

Como antialérgica y *analgésica*.

En dosis de 120 mcg diarios repartidos en cuatro veces, se logra una mejoría considerable en el tratamiento de la *poliomielitis*, restableciéndose los reflejos y disminuyendo los dolores y la parálisis. Si las alteraciones ya están sólidamente instauradas, el tratamiento con B-12 determina al cabo de una semana una recuperación del tono muscular, una influencia favorable en la atrofia y un aumento de la energía general. También es útil en los niños prematuros para estimular el crecimiento y reforzar las defensas, en casos de desnutrición, en el Lupus eritematoso, la psoriasis y las enfermedades infecciosas.

Se ha demostrado también su utilidad en la anorexia, la *polineuritis*, la neuralgia del trigémino, el asma, los reumatismos, las cefaleas, la esclerosis en placas y la *hepatitis*.

Otros estudios demuestran su validez en el *hipertiroidismo* y en las *diarreas nocturnas* de los diabéticos.

VITAMINA D
Calciferol

Fue precisamente el análisis de su enfermedad carencial, el raquitismo, en el año 1645, lo que permitió llegar al descubrimiento de la vitamina D, aunque ya entonces se utilizaba con bastante acierto el aceite de hígado de bacalao (muy rico en vitamina D) para su curación. Pero fue precisamente este aceite lo que dio lugar a confusiones ya que en él también se encuentra otra vitamina liposoluble, la vitamina A. Este hecho y la especial circunstancia de que también la luz solar era capaz de curar la enfermedad, motivó que hasta el año 1919 no se estableciera la relación entre los rayos ultravioleta y la actividad antirraquítica de nada menos seis sustancias aparentemente similares, más otras diez que tienen un comportamiento igual. Y así, en 1930 se aisló por fin la forma activa de lo que se denominó vitamina D o calciferol, quizá por su relación con el metabolismo del calcio. Fue casi de inmediato que se encontrara el motivo por el cual los rayos solares eran capaces de curar también la carencia de vitamina D, al demostrarse la existencia de una prehormona en la piel, la cual se convierte en calciferol por la irradiación ultravioleta.

Características

Ahora sabemos que todas las variantes de esta vitamina son esteroles, siendo la más activa de ellas, al menos para el hombre, la D2 o ergocalciferol, la cual aparece como cristales incoloros, insolubles en agua, pero solubles en grasas animales y alcohol.

Las fuentes naturales de la vitamina D activa no son muy abundantes en la naturaleza y las únicas que la contienen en cantidades significativas son el hígado y las vísceras de peces. La leche suele contener alguna pequeña cantidad (2 U.I./100 gr), si la vaca ha permanecido mucho tiempo al aire libre o el líquido ha sido irradiado.

También aparece algo en el queso (10 U.I./100 gr), la yema de huevo (50 U.I./100 gr) y bastante en el salmón (hasta 50.000 U.I./100 gr). Por supuesto, los lácteos desnatados no contienen vitamina D.

Esta vitamina se puede considerar un prehormona con varios metabolitos activos, la cual es convertida por el hígado en una forma utilizable y su posterior reabsorción por el intestino. Después será el riñón quien intervenga en el proceso al hidrolizarla a una forma más activa para así aumentar con su presencia la absorción del calcio y promover la formación del mineral en los huesos. En todo este proceso interviene la hormona paratiroidea PTH y el fósforo.

Funciones orgánicas

Está muy relacionada con el metabolismo del calcio y del fósforo, siendo indispensable para el crecimiento óseo y dental. Parece ser que su principal función es aumentar la absorción intestinal de estos dos minerales, aunque también tiene un efecto directo sobre la calcificación al aumentar el depósito de fosfato cálcico en los huesos. Así mismo, aumenta la filtración de fosfatos en los riñones y se cree que actúa sobre la fosfatasa alcalina.

De una manera resumida podemos decir que la vitamina D favorece el transporte del calcio y el fósforo a nivel intestinal, estimula la mineralización en los huesos promoviendo la biosíntesis y la maduración del colágeno, y movilizando el calcio hacia el compartimiento líquido del hueso, de una manera similar a la PTH, manteniendo la integridad muscular mediante la transferencia de calcio y fósforo. También inhibe la secreción de la hormona paratiroidea PTH y posee cierta actividad antitumoral a través del sistema linfomedular.

Datos de laboratorio

Identificando las proteínas específicas se puede medir en el plasma la cantidad de vitamina D y otros esteroles, encontrándose cantidades inapreciables en el raquitismo, mientras que la fosfatasa alcalina está aumentada. El calcio en sangre (sérico) puede ser normal o algo bajo, dependiendo de la eficacia del aumento en la actividad de la glándula paratiroides, la cual trata de suplir el déficit orgánico de la vitamina. Por tanto, es normal encontrar también una mayor cantidad de hormona PTH, lo mismo que es normal que el calcio urinario esté muy bajo, salvo que exista acidosis.

Las alteraciones radiológicas se hacen evidentes en el tercer mes de vida e incluso en el nacimiento, especialmente en los casos en que la madre ya acusaba deficiencia de vitamina D o calcio. Se pueden encontrar con facilidad en los extremos distales del cúbito y el radio, ya que la diáfisis pierde sus contornos claros, adoptan forma de copa y muestran cierta osteoporosis. También aumenta la distancia entre los extremos del cúbito y el radio, disminuye la densidad de las sombras de la diáfisis y los huesos se curvan en la unión con el cartílago.

El tratamiento adecuado permite que se depositen calcio y fósforo en los cartílagos en poco más de 24 horas, reanudándose inmediatamente la formación normal del hueso.

Las necesidades diarias aún no están fijadas con seguridad, ya que por desgracia el margen de toxicidad está muy cercano al de las demandas. Desaconsejadas totalmente las dosis masivas que se aplicaban al principio del invierno, incluso junto a la vitamina A, ahora se prefiere recomendar la exposición temprana de los niños al sol o en su defecto utilizar dosis que oscilan entre 400 y 1.000 U.I/día, suspendiéndola en los meses de verano. La dosis en la mujer lactante puede ser de 800 U.I./día no existiendo ninguna recomendación en los adultos, ya que se cree que no es necesaria para su salud. En caso de osteoporosis se recomiendan 1000 U.I. diarias.

Deficiencias

La carencia de vitamina D provoca una inhibición en el crecimiento en los niños pequeños, con pérdida de peso, disminución del apetito, respiración acelerada y una mayor predisposición a los calambres. Hay un aumento en la epífisis ósea, con curvatura y fragilidad de los huesos de las extremidades, del esternón, la columna vertebral, la pelvis y el cráneo. También se alteran la dentición y los andares son rígidos, titubeantes y los niños adoptan malas posturas o incluso se quedan cojos.
Pueden darse también hepatopatías y colecistitis, convulsiones y trastornos en la absorción del calcio.
Exponerse al sol por quince minutos es más que suficiente para producir y almacenar toda la vitamina D que se necesita, al menos en los niños.

Enfermedades carenciales

Raquitismo

Los primeros síntomas no se dan precisamente en el esqueleto sino en el sistema nervioso y es normal encontrarse con un niño nervioso, irritable, que duerme mal y con grandes sudores. Después aparecen perturbaciones gastrointestinales y las primeras deformaciones del esqueleto, centradas en el cráneo, el cual acusa ya el defecto de mineralización.

Si el lactante es mayor se retrasan los primeros pasos, el gateo es su forma de desplazarse y hay un peculiar abombamiento del cráneo con reblandecimiento general, aunque más localizado en los huesos occipital y parietal a lo largo de la sutura lambdoidea (ambos lados del cráneo). Después es cuando se generalizan del todo las alteraciones y aparece la protuberancia craneal característica del raquitismo con retraso en el cierre de las fontanelas.

Si la enfermedad se declara entre los años 1 y 4 hay un aumento de los cartílagos epifisarios del cúbito, radio, tibia y peroné, lo que produce las clásicas piernas abombadas y la deformación de la columna. La primera dentición se retrasa y los primeros dientes salen de forma desordenada, justo al mismo tiempo en que las articulaciones costales se agrandan y el abdomen aparece ya abultado. En estos momentos pueden darse convulsiones, especialmente intensas si la enfermedad coincide con infecciones. Los niños mayores tienen dolores al andar y de no corregirse las deformaciones de las piernas pueden quedar para toda la vida, con más motivo si los padres insisten en ponerle a andar antes de que la enfermedad quede curada totalmente. La mayoría de los "pies planos" se dan precisamente en esa edad y a causa de un raquitismo no curado a tiempo. Estas deformaciones también afectarán a la formación adecuada de la pelvis y si el enfermo es hembra tendrá dificultades en los partos.

La dosis aconsejada es de 1.600 U.I. diarias, comenzando a normalizarse los niveles séricos a partir del 2º día, mientras que los del fósforo lo hará a los diez días y el calcio a las tres semanas. Alrededor del mes de tratamiento todos los niveles estarán ya normalizados, aunque quizás haya que prolongar el tratamiento algo más si hay hipocalcemia.

Osteomalacia

Es el equivalente al raquitismo infantil, pero en el adulto, aunque ahora se da más por carencia de calcio que por deficiencia en vitamina D.

Hay una desmineralización que produce, entre otros trastornos, una fusión en la epífisis, deformación de la columna vertebral y la pelvis y las laminillas fibrosas se pueden ver con facilidad en las radiografías. Aumenta la convexidad del hueso sacro, los bordes del ilíaco se aplastan, el extremo superior de la pelvis se vuelve asimétrico y se estrecha más. En estas circunstancias un parto normal es casi imposible.

A medida en que sigue el ablandamiento óseo el peso hace que los huesos largos se doblen, las vértebras se acorten en sentido vertical y se producen fracturas sin motivo. Por ello y siempre que nos encontremos a un adulto con problemas de columna es necesario averiguar sus niveles de calcio y vitamina D.

Esta enfermedad, no obstante, hay que diferenciarla de otras que también producen descalcificación generalizada, como es el hiperparatiroidismo, la osteoporosis senil o posmenopáusica, la osteoporosis del hipertiroidismo, el síndrome de Cushing o la atrofia por inactividad.

El tratamiento incluye una dosis adecuada de calcio y fósforo, una ligera actividad muscular, algo de exposición al sol y quizá dosis pequeñas de vitamina D, aunque a veces no es aprovechada por el organismo a causa de un defecto de los receptores. La diarrea crónica, el embarazo, la lactancia y la ingestión de corticoides pueden provocar síntomas similares a la osteomalacia que requerirán un tratamiento similar.

Otras aplicaciones de la vitamina D no carenciales:

Osteoporosis: Especialmente en las producidas por la administración de corticoides.

Embarazo: Como profiláctico del raquitismo del niño y de la osteomalacia puerperal.

Lactancia: Como profiláctico del raquitismo.

Tetania: Se administrará junto al tratamiento específico hormonal mientras exista el déficit paratiroideo.

Afecciones gastrointestinales crónicas: Cuando existan trastornos en la absorción de las grasas.

Fracturas espontáneas: En niños pequeños y ancianos.

Retrasos en la dentición: Cuando existan riesgos de poca absorción del calcio y el fósforo.

Enfermedades infecciosas prolongadas: Especialmente si hay abundante sudoración y poco apetito.

Tuberculosis: Puede ser útil en las formas óseas.

Alergias: En unión al calcio.

Distonías neurovegetativas: Por su acción sobre el sistema vegetativo se puede aplicar en las depresiones del adulto y en las manifestaciones emocionales del raquitismo infantil.

También se puede aplicar en:

Rinitis vasomotoras, asma bronquial, eczemas, anemias y enfermedad de Basedow. También en las heridas, quemaduras, osteomielitis, cataratas y leucorrea inespecífica.

Se recomienda su ingestión en el tratamiento del Lupus, junto a una dieta rica en calcio, así como para mejorar la permeabilidad capilar.

Hipervitaminosis D

Se conocen casos de hipervitaminosis (exceso) en lactantes después de la administración de 40.000 U .I. durante un mes y de 100.000 U.I. en adultos durante varios meses. La mejor manera de evitar estas alteraciones es realizar frecuentes análisis de calcio, el cual puede superar los 16 mg/dl.

Los síntomas de la hipervitaminosis D consisten en anorexia, náusea, vómitos, debilidad y nerviosismo. La función renal se altera dando lugar a poliuria (exceso de orina) y se producen calcificaciones renales. Aunque estos datos se encuentran también en la hipercalcemia, si se comprueba la ingestión de vitamina D es fácil establecer el diagnóstico diferencial.

Aunque muy poco frecuentemente se han observado intoxicaciones en lactantes con solamente 2.000 U.I., pero se piensa que son reacciones individuales de hipersensibilidad y se deben a un problema metabólico y no a un exceso de dosis.

El tratamiento consiste en suprimir la vitamina, dar una dieta pobre en calcio, mantener la orina ácida y quizá dar corticoides. El daño puede ser reversible si no existen lesiones renales.

VITAMINA K

La vitamina K es una vitamina que se encuentra en las verduras de hojas verdes, el brócoli y las coles de Bruselas.

Se emplea para problemas de coagulación y más recientemente, para el tratamiento de la osteoporosis.

También: para aliviar la picazón que a menudo acompaña a la cirrosis biliar.

Para eliminar las venas finitas en la piel, los hematomas, las cicatrices, las estrías y las quemaduras.

También se utiliza por vía tópica para tratar la rosácea, un problema de la piel que produce enrojecimiento y granos en la cara.

Después de la cirugía, la vitamina K se utiliza para acelerar la cicatrización de la piel y disminuir los moretones y la hinchazón.

En concreto:
Riesgo de fracturas en las personas con osteoporosis.
Fibrosis quística.
Enfermedades del corazón.
Colesterol alto.
Varices.
Hematomas.
Cicatrices.
Estrías.
Quemaduras.
Hemorragias.

CALCIO

De todos los minerales presentes en nuestro organismo el calcio es, sin lugar a dudas, el elemento más importante ya que supera con mucho su presencia respecto al resto, llegando a constituir hasta el 2 por ciento del peso corporal, o lo que es igual, unos 1.200 gramos en el adulto. De esta cantidad, el 99 por ciento se distribuye entre los huesos, tejidos duros y dientes. Tal es su proporción que del total de minerales que existen en el cuerpo humano el 39 por ciento de ellos está como calcio y solamente una ínfima parte, apenas el 1 por ciento de esa cantidad, se encuentra en la sangre, líquidos extracelulares y en el interior de las células. Pues es precisamente esa pequeña porción la que cumple una misión vital para la salud. Alrededor de 700 gramos entran y salen diariamente del sistema óseo en forma de fosfato y carbonato de calcio y una pequeña proporción lo hace como fluoruro y magnesio. Los vasos sanguíneos y linfáticos, la médula ósea y la sangre pasan a través de la matriz y los minerales se difunden así al líquido extracelular. El hueso, además, es una parte viva y cambiante de nuestro organismo y por ello cada seis años el calcio es reemplazado totalmente de nuestro cuerpo, ayudando a una serie de funciones y reacciones físicas entre las que se encuentran la contracción muscular, la coagulación sanguínea, la reacción nerviosa a los estímulos, la utilización adecuada del hierro alimentario, etc.

El calcio de los dientes es similar, aunque con una presencia mayor de fluoruros y constituye una reserva mineral en caso de carencias, por lo que podemos considerar las caries y la mala formación de los dientes como una señal de alarma en relación con el metabolismo del calcio. Otra reserva no menos importante se encuentra en los líquidos extracelulares, especialmente en las trabéculas de los huesos largos, y el organismo lo utilizará en caso necesario aunque para ello tenga que descalcificar al hueso. A fin de cuentas, un hueso con poco calcio no compromete la salud, pero si esta carencia abarca a la sangre las consecuencias pueden ser muy graves.

Afortunadamente y como ya hemos dicho, el hueso es un elemento vivo en continua renovación y una carencia no altera su estructura, pudiéndose restablecer su porcentaje de calcio en pocos días.

Por desgracia y como también ocurre con el resto del cuerpo, la función regeneradora se va debilitando con el paso de los años y el hueso suele perder más calcio del que puede retener. Es como si perdiera la memoria y a pesar de disponer de suficiente cantidad de calcio no pudiera asimilarlo ni fijarlo. Otro problema es que aunque la ingestión de calcio suele ser alta en una dieta normal, solamente podemos absorber un 20 por ciento y en ocasiones ni siquiera llega al 10 por ciento. El resto se elimina sin poder ser aprovechado, aunque existen modos de evitar esta pérdida tan importante.

Absorción

Sabemos de una serie de factores que facilitan su aprovechamiento como son:

1- Un aumento en la acidez gástrica, ya que es muy soluble en presencia de ácido clorhídrico y facilita su absorción a través del intestino delgado.

2- Presencia de vitamina D que hace que el calcio se absorba antes de llegar al colon, donde ya no se puede absorber.

3- Presencia de lactosa, ya que al unirse ambos forman un compuesto que puede ser transportado a la mucosa intestinal y evita así la precipitación como complejo insoluble.

4- Suficiente cantidad de grasa para que frene la excesiva motilidad intestinal que impida su absorción por falta de tiempo.

5- Cantidad adecuada de proteínas para formar compuestos quelados que faciliten su metabolización. No obstante, un consumo alto puede ser contraproducente.

Factores que contribuyen a una carencia

1- Poco ejercicio físico o inmovilización por enfermedad. Los huesos pierden la propiedad de atraer el calcio y retenerlo, eliminando la mayoría del consumido con la dieta.

2- La toma de alimentos alcalinos o medicamentos utilizados para combatir la acidez gástrica.

3- Tomar alimentos muy ricos en ácido oxálico el cual se combina con el calcio formando así oxalato cálcico, una mezcla no absorbible y que puede dar lugar a formación de cálculos.

4- Ingestión exagerada de alimentos ricos en ácido fítico, rico en fósforo, el cual forma fitato cálcico insoluble. No obstante, esta teoría parece que era mal intencionada, promovida por los detractores de la alimentación vegetariana, ya que según comprobaciones posteriores demostraron que el ácido fítico es destruido, o bien en el proceso de elaboración del pan integral, o bien por la acción de los propios jugos gástricos.

5- Ingesta insuficiente, ya que los alimentos muy ricos en calcio son pocos y el agua, una fuente de importancia, no es igual en todas las zonas.

6- Aumento de las necesidades, especialmente en embarazadas y lactantes, niños en crecimiento, práctica de algún ejercicio intenso, tensión emocional prolongada, dolores crónicos o intensos, infecciones u operaciones quirúrgicas.

7- Traumatismos óseos que obliguen a una restauración del hueso.

8- Exceso de grasas saturadas en la alimentación las cuales forman un compuesto insoluble con el calcio.

9- Consumo extra de fibra dietética (salvado, en especial).

10- Menopausia y cualquier alteración en la mujer que produzca poca cantidad de estrógenos.

11- Hiperfunción de la glándula tiroides y/o paratiroides, ésta última porque aumenta las necesidades de calcio.

12- Uso continuado de diuréticos.

Aunque una dieta equilibrada ayuda a la absorción del calcio, se piensa que altos niveles de proteínas animales y sodio (sal) en la dieta también aumentan la eliminación del calcio por los riñones. Deben evitarse las cantidades excesivas de estas sustancias, especialmente en aquellas personas que tienen un bajo consumo de calcio.

La intolerancia a la lactosa también puede llevar a un consumo inadecuado de calcio. Las personas que no toleran la lactosa tienen cantidades insuficientes de la enzima lactasa que es necesaria para descomponer la lactosa que se encuentra en los productos lácteos. Para incluir productos lácteos en la dieta, se pueden consumir dichos alimentos en pequeñas cantidades o se les pueden añadir gotas de lactasa, o la lactasa puede tomarse en forma de píldora. También hay algunos productos lácteos en el mercado que ya contienen el tratamiento con lactasa. Esta enzima, tal y como hemos indicado, favorece la absorción del calcio dietético.

Funciones orgánicas

- Construir y reconstruir los huesos y dientes.
- Indispensable para la actividad del ATP, lo que permite la liberación de energía a nivel muscular.
- Necesario en la coagulación de la sangre por su papel en la producción de fibrina y la estimulación de la tromboplastina por las plaquetas, permitiendo el paso a trombina, en unión a la vitamina K.
- Controlar la permeabilidad de la membrana celular y el paso de los nutrientes, en unión a la lecitina.
- Indispensable en la transmisión nerviosa de los músculos, entre ellos el corazón, manteniendo el tono muscular y el número de latidos en unión al potasio, el magnesio y el sodio.

- Favorece el sueño y controla los excesos de hiperexcitabilidad emocional.
- Equilibra la relación ácido-base de la sangre.
- En el embarazo ayuda a la liberación de la hormona prolactina para que se produzca la lactancia.
- Controla los niveles altos de histamina.
- Evita la acumulación de metales tóxicos en el organismo.

Fuentes naturales

El calcio procedente de los productos lácteos es mejor asimilado que el procedente de otras fuentes, quizá porque va unido con otros minerales y vitaminas que favorecen su absorción. Sin embargo, en el reino vegetal hay alimentos como los nabos, el brécol, la col y las legumbres, que son otra fuente importante de calcio, mientras que en el reino mineral es sin lugar a dudas la Dolomita la fuente inorgánica más adecuada para cubrir carencias ya que junto al calcio se encuentran el sílice, el magnesio y el flúor, entre otros minerales. La concha de ostras y la cáscara del huevo que habitualmente se tiran al cubo de la basura, son extraordinarias maneras de tomar calcio extra simplemente pulverizándolas y añadiéndolas a las comidas.

Esta es una pequeña relación de alimentos ricos en calcio (cantidad expresada en miligramos):

Leche condensada: 271

Leche de mujer: 33
Leche de vaca: 160
Queso manchego: 1.290
Yogur: 150
Almendras: 210
Higos secos: 320
Judías: 52
Pan integral: 32
Avena: 65
Zanahorias: 55
Sardinas en aceite: 624
Semillas de sésamo: 120
Algas marinas: 1.200
Margarina: 12
Café: 5
Zumo de naranja: 11
Azúcar moreno: 51
Chocolate con leche: 228
Miel: 20
Carne de cerdo: 5
Jamón serrano: 9
Huevo de gallina: 54
Caviar: 276
Bacalao salado: 50

Se calcula que las necesidades diarias de calcio de un adulto deben ser de al menos 800 mg aunque hay otros organismos que afirman que con solamente 500 mg es suficiente. Si tenemos en cuenta que las pérdidas por el proceso metabólico son de 320 mg diarios y que solamente se absorbe el 30% del calcio ingerido, es más lógico pensar que la primera cifra sea la correcta, especialmente si tenemos en cuenta que es necesario asegurar cierta cantidad de reserva para cubrir carencias futuras. Las necesidades de calcio son más altas en las niñas, especialmente a partir de los 16 años.

Aunque la frase de "comer para dos" que se decía de la embarazada ya nadie la tiene en cuenta, es cierto que hay ciertos requerimientos, entre ellos el del calcio, que necesitan duplicarse para cubrir las nuevas demandas. Afortunadamente la naturaleza es sabia y si la madre no ingiere estas dosis extra el organismo eliminará menos del que habitualmente se excreta y si aún no basta extraerá el calcio necesario de los huesos y dientes de la madre. Y este hecho hay que hacerlo extensivo a la lactancia. Posteriormente el recién nacido necesitará 600 mg de calcio por día y hasta un gramo al llegar a los 10 años, aumentando hasta casi el gramo y medio en la adolescencia.

Equilibrio calcio-fósforo

Al igual que ocurre con las vitaminas, la relación entre la cantidad de minerales debe ser la correcta y el exceso de uno puede desequilibrar a otro. El calcio necesita para su metabolismo suficiente cantidad de magnesio, de sílice y de flúor, además de vitamina D. Referente al fósforo no solamente es necesaria su presencia sino que la proporción tiene que ser siempre la adecuada que es de 1 a 1 (calcio-fósforo) durante el embarazo y la lactancia y de 2,2 a 1 en los adultos. El exceso de fósforo, por tanto, provocará mayor demanda de calcio y si no se le administra habrá carencias.

Otro factor que puede desequilibrar esta relación es la hormona calcitonina, segregada por la tiroides, la cual se une a la parathormona, segregada por la glándula paratiroides, cuya misión es mantener en el plasma una cantidad media de 10 mg por cada 100 ml de plasma. Si el nivel de calcio en sangre desciende la parathormona extraerá calcio de los huesos y lo liberará en el torrente sanguíneo, al mismo tiempo que disminuirá la excreción de calcio por el riñón. Suponiendo que el nivel en sangre esté muy alto será la calcitonina la que lo regulará aumentando la expulsión por la orina.

Formas comerciales para tomar calcio

Dolomita
Es la forma más adecuada como complemento dietético, aunque la cantidad ingerida es pequeña. No obstante y dada su gran absorción, es una buena manera para tomar dosis extras sin problemas de sobredosis. La dolomita es una roca de origen marino que contiene carbonato cálcico-magnésico concentrado en la piedra caliza, además de otros minerales que le aseguran un buen equilibrio.

Harina de huesos
Se presenta en cápsulas de gelatina que favorece su absorción, impidiendo así que se mezcle con otros

compuestos no deseados. Se absorbe en el intestino y atraviesa parcialmente la mucosa intestinal.

Quelato de calcio
En teoría es una forma muy adecuada para asimilarlo, ya que al unirlo a un aminoácido engañamos al organismo y le hacemos creer que ya está metabolizado. Los defensores de los alimentos naturales no están de acuerdo con este "engaño", aunque es una forma dietética muy extendida. Su biodisponibilidad es muy alta y por ello no son necesarias dosis altas de mineral.

Ascorbato de calcio
Es el resultado de unir químicamente la vitamina C con el calcio, lo que permite administrar dosis más altas de ambos en cada toma. La vitamina C efectivamente facilita la absorción del calcio, su conducción, pero no todos los países admiten esta combinación como producto dietético, ya que a fin de cuentas es el resultado de una manipulación de laboratorio.

Harina de huesos
Contiene una proporción natural entre el calcio y el fósforo, muy similar a la orgánica, además de partículas de magnesio. Su absorción es menor, aunque se puede mejorar tomándola en presencia de alimentos ácidos.

Carbonato de calcio

Es un producto de laboratorio empleado para combatir la acidez gástrica, lo cual no lo hace adecuado como complemento de calcio. Produce estreñimiento, su absorción es muy pequeña y suele combinarse con facilidad con el ácido oxálico.

Glicerofosfato de calcio
Tiene efecto tonificante sobre el sistema nervioso y mejora la astenia.

Es necesario que la tableta de calcio se desintegre para que el cuerpo lo absorba. Si no está seguro de si una tableta se disolverá, puede hacer una prueba de cómo se desintegra colocándola en un poco de vinagre o agua tibia y agitándola ocasionalmente durante 30 minutos. Si la tableta no se ha disuelto casi completamente en ese período, probablemente no lo hará en su estómago.
Todos los suplementos de calcio se absorben mejor cuando se toman en dosis pequeñas (500 mg o menos) varias veces durante el día. Muchas personas absorben mejor los suplementos de calcio si los toman con alimentos.

Deficiencia de calcio
Los valores sanguíneos del calcio oscilan entre 8,8 y 10,4 mg/dl, estando el 40% del calcio total ligado a las proteínas plasmáticas, mientras que el resto forma complejos con el fósforo y el ácido cítrico, y un 50% circula libre, estando las reservas orgánicas en el hueso del cual se intercambia diariamente un 1%.

La regulación del calcio depende esencialmente de la hormona paratiroidea PTH, compuesta de 84 aminoácidos y la vitamina D. La acción hormonal moviliza rápidamente el calcio y el fósforo favoreciendo su absorción y retención, actuando sobre los túbulos renales para contribuir a la eliminación y reabsorción, y aumentar la absorción a través de los intestinos.

En momentos de equilibrio orgánico la cantidad que llega del intestino a los huesos es igual a la que se elimina por orina y cuando hay poca ingesta alimentaria aumenta la absorción intestinal y disminuye la eliminación renal, dependiendo este mecanismo de la vitamina D y la PTH.

El *Hipoparatiroidismo*, una tendencia a la carencia de calcio acompañada de tetania y convulsiones, suele producirse como consecuencia a una operación quirúrgica en el tiroides. Si no es así, esta enfermedad suele darse por causas genéticas en la cual, o bien la glándula paratiroides no existe o está atrofiada. Otras enfermedades que producen síntomas similares son el addisonismo (enfermedad endocrina), la candidiasis (hongos), carencia de alguna proteína reguladora y ciertos anticuerpos aún no determinados.

La *deficiencia de vitamina* D es, sin embargo, la causa más extendida y esta puede estar producida por una alimentación inadecuada, poca exposición a la luz solar, enfermedades hepatobiliares o malabsorción intestinal. También, la toma continuada de barbitúricos y otros anticonvulsionantes provocan deficiencia funcional de vitamina D a causa de un aumento en su catabolismo. Además de estas causas puede existir una resistencia a la vitamina D que haga imposible su utilización en el metabolismo del calcio.

La *enfermedad tubular renal* a causa de una intoxicación por metales pesados o acidosis extrema, produce hipocalcemia lo mismo que la insuficiencia renal por fosfatos y no se puede tratar con vitamina D por ser muy peligrosa.

La *carencia de magnesio* debida a la dieta o a malabsorción produce poca producción de la hormona PTH.

La *pancreatitis aguda* disminuye los niveles séricos de calcio, lo mismo que la carencia de proteínas.

Síntomas

No hay una sintomatología muy definida, aunque suele ir ligada a la carencia de vitamina D y su desarrollo es lento y centrado en alteraciones neurológicas que pueden confundirse con otras enfermedades más comunes. Hay demencia, depresión y psicosis inexplicable, y en ocasiones edema de papila y cataratas si la hipocalcemia es prolongada. Solamente en casos graves se produce espasmo laríngeo y convulsiones generalizadas.

El síntoma más conocido es la Tetania y se caracteriza por dolores en la lengua, los labios y dedos de los pies, dolores musculares generalizados y espasmo de la musculatura facial.

Anterior a ello hay bastante inestabilidad al andar, contracción de los músculos faciales, hiperventilación respiratoria que puede confundirse con ansiedad y alteraciones en el encefalograma.

Hipercalcemia

Los niveles excesivos de calcio son tan peligrosos como la carencia y se debe tratar como un caso de intoxicación urgente. Las causas pueden ser:

Destrucción excesiva de la masa ósea por:
- Exceso de hormona paratiroidea a causa de un hiperparatoroidismo primario o un carcinoma paratiroideo.
- Una hipercalcemia tumoral en los procesos malignos.
- Procesos malignos con metástasis óseas en leucemias, linfomas, mielomas.
- Hipertiroidismo.
- Intoxicación por vitamina D.
- Inmovilización en pacientes jóvenes. Enfermedad de Paget o ancianos con osteoporosis.

Por ingesta excesiva o aumento de la absorción intestinal del calcio a causa de:
- Intoxicación por vitamina D.
- Sarcoidosis (inflamación de los ganglios linfáticos) y otras enfermedades similares crónicas.
- Síndrome de la leche y alcalinos.

Concentración elevada de proteínas plasmáticas y otras causas como:

- Mixedema, enfermedad de Addison y de Cushing (enfermedades endocrinas).
- Tratamiento con diuréticos tiacídicos.
- Hipercalcemia infantil.
- Estancamiento venoso prolongado mientras se obtiene una muestra de sangre.
- Prueba de laboratorio falsa por utilizar vidrio contaminado.

Síntomas de la hipercalcemia

A veces no se detectan salvo en un análisis de sangre rutinario y en ausencia de éste pueden ser confundidos con otras enfermedades, salvo que se disponga de un historial del paciente muy completo. La sintomatología comprende estreñimiento, anorexia, náuseas, vómitos y dolor abdominal. A nivel renal hay poliuria (exceso de orina), nicturia (orinar de noche) y dolor en la micción. De continuar la sobredosis aparecerá confusión, delirio, psicosis, estupor y finalmente coma. Antes de ello la afección neuromuscular puede causar debilidad importante de los músculos esqueléticos y quizá convulsiones e hipertensión. El final es con shock, insuficiencia renal y muerte. Se suele corregir con la aplicación de calcitonina.

Aplicaciones del calcio

En todas las formas artrósicas, especialmente en las de la menopausia y vejez, así como en las osteoporosis, en unión a la vitamina D y al magnesio.

Problemas dentarios con caries, piorrea y encías sangrantes, unido a la vitamina C.

Úlcera duodenal, colitis, diarreas y estreñimiento, junto a las vitaminas A, C y el magnesio.

En todos los traumatismos que cursen con fracturas óseas.

En época invernal y cuando exista tendencia al raquitismo, junto a la vitamina C.

Todo tipo de calambres, sean causados o no por carencia de calcio, así como en la tetania y convulsiones, unido a la vitamina B-6.

Vértigo y síndrome de Meniére, junto a la vitamina B-6.

Uñas frágiles, junto al hierro, sílice y vitamina A.

Anemia, diabetes y disfunciones glandulares en general, en unión al hierro.

Envejecimiento prematuro, junto a la vitamina F.

Alergias, asma, urticaria, shock anafiláctico, junto al manganeso.

Para favorecer el sueño. Es un sedante del SNC y disminuye la permeabilidad de su membrana.

Refuerza al músculo cardiaco actuando como un cardiotónico.

Trastornos de la coagulación, por déficit.

Tuberculosis, bronconeumonía.

En resumen

Artritis, alergias, calambres en las piernas y brazos, insomnio, dolores menstruales, tensión premenstrual, palpitaciones, nerviosismo, falta de elasticidad en músculos y tendones.

El calcio presente en los lácteos inhibe la absorción de otros metales a nivel intestinal.

La descalcificación no siempre se debe a carencias de calcio, pues con frecuencia es una falta de sílice, fósforo o magnesio.

No se debería utilizar la terapia con calcio en caso de osteoporosis (al menos de forma única), prefiriéndose en estos casos la movilización muscular y el ácido fólico.

CONSUMO DE CALCIO RECOMENDADO*

EDAD	CANTIDAD DE CALCIO
Bebés desde el nacimiento hasta los 6 meses 6 meses a 1 año	210 mg 270 mg
1 a 3 años 4 a 8 años 9 a 18 años	500 mg 800 mg 1.300 mg
19 a 50 años más de 50	1.000 mg 1.200 mg
Embarazadas o amamantando	1.300 mg

* Fuente: National Academy of Sciences (Academia nacional de ciencias), 1997

CALCIO DE CORAL

Los arrecifes de coral representan uno de los ecosistemas más ricos, productivos y también uno de los más complejos del planeta. Es un trabajo realizado durante varios millones de años, durante el cual todos los minerales, nutrientes y elementos que se encuentran en el océano se concentran en los arrecifes de coral.

Existen muchos tipos de coral (aproximadamente 2.500 variedades en el mundo), que se distribuyen de acuerdo con la temperatura de los mares y el tipo de micro-organismos con los que se alimentan. No obstante, los presentes en la zona Sango que rodea la isla de Okinawa en Japón, han demostrado contener una composición orgánica idéntica a la del esqueleto humano, incluyendo el calcio, magnesio, sodio y potasio, así como otros minerales esenciales para la vida humana.

El calcio extraído del coral, por ser de origen orgánico, activa y promueve la hormona fijadora del calcio, la parathormona, así como la calcitonina, consiguiéndose así un equilibrio entre las demandas del hueso y el calcio que debe circular libre en sangre.

Una persona anciana absorbe únicamente el 3% del calcio que ingiere, y necesita más de veinte horas para que se revele en la sangre.

Contenido en minerales

El calcio de coral es iónico y dona electrones para reparar las células dañadas, además de estar compuesto de al menos otros 73 nutrientes y minerales orgánicos muy parecidos a los del organismo humano. En proporciones similares a las que encontramos en sangre, el calcio coralino contiene Vitamina D-3, Vitamina E, Vitamina C, Cromo, Zinc, Selenio, Boro, Yodo, Plata, Fósforo, Molibdeno, Manganeso, Cobre, Níquel, Sodio, Potasio, Vanadio, Rubidio y Cesio. Estos 2 últimos, Rubidio y Cesio, son empleados para combatir algunos tipos de cáncer.

Hasta 1990 aproximadamente, el calcio de coral se había venido usado como un aditivo para el agua puesto en bolsas de té o sobres, permitiendo que los minerales presentes se diluyan fácilmente por el agua al ingerirse. Pero esta dilución dificulta la absorción, estimándose en poco más de un 7% la disponibilidad del calcio y el resto de los nutrientes. Según los expertos, el Calcio de Coral debe tomarse en forma de cápsulas, con su contenido fosilisado y pulverizado.

Ventajas del calcio de Coral

Actúa a nivel iónico para el equilibrio hidroelectrolítico del organismo.

Ayuda a la oxigenación y alcalinización del cuerpo nivelando el pH del organismo por su forma de combinación con elementos afines. Algunos científicos han descubierto que los fluidos corporales de la gente sana poseen un pH alcalino,

115

mientras que la gente enferma tiene un pH ácido, siendo la principal causa del dolor que las acompaña.

Actúa como un excelente antioxidante al favorecer la liberación de los radicales óxidos, con lo cual retarda el envejecimiento.

Repone la cantidad de calcio circulante en procesos que la destruyen.

Ayuda a la calcificación del sistema óseo, evitando la osteoporosis.

Previene y revierte enfermedades degenerativas a través de las grandes cantidades de minerales y vitaminas de origen orgánico

MAGNESIO

Es el cuarto catión más abundante en el organismo, siendo su contenido corporal de 2.000 mEq en un varón de 70 kilos, encontrándose casi la mitad en el hueso, no siendo fácilmente intercambiable con el que se encuentra en el líquido encefalorraquídeo que contiene apenas un 1% del total. El resto, ese 49%, se encuentra distribuido intracelularmente.

La concentración idónea del magnesio corporal se mantiene gracias a la ingesta alimentaria y al control renal e intestinal que se realiza, en parte controlado por la hormona PTH, la cual como sabemos también regula la cantidad de calcio. En caso de poca ingesta la eliminación fecal e intestinal prácticamente es nula, aunque esta facultad de regularlo se altera si la dieta es muy alta en fósforo y calcio.

El 30% del magnesio orgánico se encuentra ligado a proteínas, dependiendo esta unión del pH.

En la naturaleza se encuentra normalmente como carbonato de magnesio, siendo uno de los minerales más abundantes de la corteza terrestre ya sea como la forma anteriormente dicha o como magnesita, dolomita, carnalita o epsomita.

Funciones corporales

- Activa una gran variedad de enzimas, entre ellas la fosfatasa alcalina y el trifosfato de adenosina.
- Estabiliza la estructura macromolecular del ADN y del ARN.
- Es necesario para la actividad del pirofosfato de tiamina, la forma activa de la vitamina B-1.
- Interviene en el metabolismo del calcio y el fósforo.
- Tiene un papel esencial en la contracción muscular.
- Es cofactor en el metabolismo de la vitamina B-2.
- Favorece el crecimiento estatural de los niños.
- Tiene funciones similares al calcio, aunque son antagonistas si se encuentran en cantidades excesivas.
- Evita la formación de cálculos de oxalato cálcico en los riñones.
- Regula la temperatura corporal.
- Es cofactor en la producción de diversas hormonas.

- Su presencia es esencial en la transmisión de los impulsos nerviosos.
- Facilita la relajación muscular.
- Mantiene los huesos, articulaciones, cartílagos y dientes en buen estado.
- Regula el azúcar y el colesterol presente en la sangre.
- Mantiene las contracciones cardiacas y regula su excitabilidad.

Causas de su carencia
- Alimentos procesados y congelados.
- Consumo de cereales refinados y blanqueados.
- Utilización de azúcar y sal refinadas.
- Consumo cotidiano de salvado y otros estimulantes del peristaltismo intestinal.
- Elevado consumo de suplementos de fósforo, calcio y vitamina D, sin que contengan también magnesio.
- Diarreas crónicas, colon irritable, enfermedad celíaca o toma de laxantes, aunque sean naturales.
- Administración hospitalaria de sueros gluco-salinos.
- Dietas por obesidad.
- Tratamiento con fármacos como la insulina, corticoides, píldoras anticonceptivas, mezclas de aminoácidos, diuréticos, antineoplásicos, antibióticos, digoxina o derivados del digital, aldosterona o tiroxina.
- Alcoholismo.

- Necesidades aumentadas por enfermedades como el cáncer, cirugía, shock, astenia aguda, sudoración abundante, insuficiencia paratiroidea, cirrosis hepática, insuficiencia cardiaca, nefrosis, enteritis, alergias y estrés.
- Lactancia.
- Malnutrición proteico-calórica.

Fuentes naturales

Aunque está tan extendido en la naturaleza que se piensa que es difícil su carencia, lo cierto es que dada su poca absorción y gran eliminación, junto con la pobreza que tienen los alimentos en magnesio a causa del procesado industrial, se hace necesario buscar alimentos que nos proporcionen cantidad suficiente para cubrir nuestras demandas estipuladas en 350 mg/día en adultos y 100 mg/día en niños.

Lo podemos encontrar en:

Germen de trigo: 310 mg/100 gr.
Almendras: 270
Nueces: 225
Semillas de soja: 200
Salvado: 490
Pan integral: 80
Hortalizas de hoja: 100
Albaricoques: 62
Cacahuetes: 175
Semillas de sésamo: 175

También en el chocolate, el cacao, castañas, cereales, cerezas, dátiles, espinacas, frambuesa, leche, lechuga, peras, plátanos, puerro, queso y trigo.

Síntomas de deficiencia

Los síntomas no suelen ser aislados y se encuentran asociados a otras carencias nutritivas. Aquellos que están centrados en el sistema nervioso se parecen a los que se dan cuando hay intoxicación por *curare* y consisten en irritabilidad muscular y nerviosa. También se dan anorexia, náuseas, vómitos, letargo, debilidad, alteraciones de la personalidad, temblores y signos neurológicos similares a la hipocalcemia e hipokalemia.

El electromiograma registra alteraciones musculares y si se trata de niños puede haber convulsiones muy generalizadas.

Otros autores refieren:

Insomnio.
Debilidad y astenia.
Dolores articulares.
Contracciones musculares dolorosas.
Espasmos en músculos pequeños, como los párpados.
Muecas, calambres y tics nerviosos.
Dificultad en mantener los pies quietos.
Síndrome de raíz cervical.
Estreñimiento.

Falta de coordinación muscular y poca destreza para el ejercicio.
Entumecimiento de las extremidades.
Episodios epilépticos.
Mala memoria.
Taquicardias.
Dificultad para tragar, con vómitos frecuentes por espasmo del esófago.
Dismenorreas.
Alteraciones de la personalidad como esquizofrenia, depresiones suicidas y ansiedad.
Miedo al futuro.
Ataxias.
Verrugas, papilomas, acné, eczemas y psoriasis.
Reumatismo.

Exceso de magnesio
Aunque poco frecuente dada su gran eliminación, pueden darse casos en personas que toman medicamentos para combatir la acidez gástrica durante años o que utilizan suplementos dietéticos para mejorar su artrosis. También pueden darse casos de sobredosis en pacientes con insuficiencia renal.
La sobredosis produce alteración generaliza de la transmisión neuromuscular como consecuencia de la inhibición de la acetilcolina. Los reflejos tendinosos están disminuidos, hay hipotensión arterial, depresión respiratoria y diarreas. De no interrumpirse el tratamiento puede producirse parada cardiaca.

El tratamiento de urgencia consiste en administrar gluconato cálcico para contrarrestar todas las alteraciones, incluida la depresión respiratoria.

Aplicaciones no carenciales
Aunque el carbonato y el cloruro de magnesio son las formas dietéticas más habituales, es mejor ingerirlo como dolomita, aspartato de magnesio o quelato de magnesio, ya que a su gran absorción hay que añadir su poco efecto como laxante o irritativo gástrico.

Lo podemos emplear para:

Neuralgias.
Espasmos nerviosos.
Cefaleas.
Cólicos intestinales.
Calambres estomacales.
Tos convulsiva.
Dismenorreas.
Arteriosclerosis.
Arteritis obliterante.
Flebitis después del parto.
Trombosis.
Colitis amebiana.
Dispepsias y aerofagia.
Litiasis biliar.
Adenoma de próstata.
Cistitis de repetición.
Frigidez sexual.
Gota.

Fragilidad del cabello.
Dientes frágiles.
Otitis infecciosa.
Piorrea alveolar.
Catarros, asma, enfisema.
Opacidad del cristalino.
Preventivo del cáncer.
Psoriasis y vitíligo.

FÓSFORO

No se encuentra en estado libre en la naturaleza y lo hayamos en forma de fosfato, fluoroapatita, cloroapatita y fosforita, entre otras formas, ocupando el 0,12% de la corteza terrestre.

Estrechamente ligado al calcio y relacionado también con sus funciones orgánicas, es el segundo mineral en cuanto a cantidad ya que representa el 22% del total de minerales corpóreos. Mantiene una proporción de 2,2 partes de calcio por 1 de fósforo como fosfato de calcio insoluble (apatita) en un 80% en el sistema óseo y dentario, estando el otro 20% distribuido por todas las células corporales, líquidos extracelulares y combinado con hidratos de carbono, lípidos y proteínas.

Funciones corporales:

- Desempeña un papel esencial en la producción de la energía a través de los alimentos al realizar la fosforilación.

- Junto con el calcio es imprescindible para la formación de huesos y dientes.
- Al ser un componente de los ácidos nucleicos ADN y RNA interviene en las características de la herencia.
- Es componente del fosfato de creatina y del ATP, enzimas productores de energía a partir de la glucosa.
- Esencial para formar las coenzimas de las vitaminas del grupo B.
- Forma parte al unirse a ciertas grasas de los fosfolípidos, componente esencial de la membrana celular.
- Actúa como amortiguador en los líquidos extracelulares.
- Permite la transferencia de los impulsos nerviosos.
- Estimula las contracciones musculares y cardiacas.
- Regula el pH sanguíneo.
- Controla al sodio, potasio, calcio y magnesio.
- Se combina con vitaminas tan importantes como la colina y el inositol.

Metabolismo

Las necesidades diarias estimadas son de 1.500 mg, necesitándose la máxima dosis a la edad de 11 a 18 años y la menor hasta los 6 meses.

Se absorbe el 70% de fósforo procedente de los alimentos, el cual pasa la mayor parte al hueso y los dientes en unión al calcio, dependiendo esta absorción de la vitamina D y el calcio. Como fosfato de calcio, de sodio o de potasio, se asimilaba muy bien a nivel del intestino delgado, siendo separado de las fosfoproteínas y las nucleoproteínas posteriormente.

Los músculos llegan a tener un 10% del fósforo corporal necesario para la producción de energía mecánica y el tejido nervioso un 1% que favorecerá la transmisión de los impulsos nerviosos.

Otras formas que favorecen la absorción, aunque no necesariamente la metabolización, son una dieta rica en grasas, aunque así se perjudica la absorción del calcio y puede dar lugar a desequilibrios minerales.

Causas de carencia

- Disminución de la reabsorción renal de PO4 no acompañada de excreción intracelular.
- Trastornos hormonales como el hiperparatiroidismo.
- Defectos del túbulo distal renal adquiridos por carencia de magnesio y calcio.
- Administración continuada de diuréticos.
- Inanición crónica, caquexia o anorexia nerviosa.
- Síndrome de malaabsorción.
- Diabetes graves con cetoacidosis severa.
- Alcoholismo agudo.
- Quemaduras graves.
- Alcalosis respiratoria.
- Suplementos continuados de hierro, aluminio o magnesio los cuales forman fosfatos insolubles.

Fuentes naturales

Azúcar moreno: 44 mg
Melaza de caña: 93
Hígado de cerdo: 306
Morcilla: 50
Pavo: 320
Pollo: 200
Carne de vaca: 200
 Huevo: 204
Atún en aceite: 295
Bacalao seco: 891
Calamares: 119
Gambas: 230
Lenguado: 303
Merluza: 318
Sardinas en aceite: 293
Leche de vaca: 91
Yogur: 135
Margarina: 13
Zumo de limón: 10
Té: 5

También lo encontramos en las nueces, legumbres, cereales, albaricoques, alcachofas, almendras, aceitunas, apio, arroz, cerezas, castañas, cebolla, champiñones, col, ciruelas, espárragos, espinacas, nuez, peras, plátanos y uvas.

Otras formas menos conocidas son la levadura doméstica en polvo, el ácido fosfórico de los refrescos, los polifosfatos añadidos al jamón para evitar la deshidratación y las sales emulsionantes que se emplean para conservar alimentos como el queso.

Síntomas carenciales
En los casos graves hay trastornos neuromusculares importantes, con encefalopatía progresiva, coma y muerte. En los patologías medias existe debilidad muscular, alteraciones hematológicas con anemia hemolítica a causa de una disminución del oxígeno a partir de la hemoglobina y alteración de la función de los trombocitos y leucocitos. También se da una disminución en la cantidad de ATP, del glicerofosfato integrado en los hematíes y una disminución en el aporte de oxígeno a los tejidos. Estos casos son frecuentes en el alcoholismo, la acidosis diabética, la nutrición parenteral prolongada y la alcalosis respiratoria grave.
En estas patologías serias, que por supuesto se tratan siempre a nivel hospitalario, se administra fosfato potásico intravenoso si la función renal es correcta. Si no es así se utilizará el fosfato sódico. En los casos leves que no implican hospitalización puede bastar ingerir un litro de leche que proporcionará 1 gramo de fósforo y suprimir cualquier antiácido que se estuviera tomando.

Otros síntomas carenciales pueden ser:

Entumecimiento de las extremidades.
Incoordinación al hablar, con tartamudeos.
Piorrea dentaria.

Mala memoria y falta de concentración para los estudios.

Atrofia en el crecimiento por alteración en el metabolismo del calcio.

Respiración irregular por carencia de oxígeno.

Irritabilidad y neurastenia.

En los casos leves la forma más idónea para administrar fósforo, además de los alimentos lácteos, es como lecitina, la cual proporciona fosfolípidos de muy fácil asimilación y sin que den lugar a intoxicaciones hepáticas. Hay que recordar que el fósforo, tal y como se vende en algunos productos farmacéuticos, es hepatotóxico. Administrado homeopáticamente tiene el efecto contrario y actúa eficazmente para mejorar hepatopatías.

Hay que tener especial cuidado con las intoxicaciones por cerillas y productos fosforescentes. Las cerillas, en concreto, están elaboradas a partir de sesquisulfuro de fósforo unido al clorato de potasa, el cual suele contener en ocasiones fósforo blanco.

Aplicaciones no carenciales

Asistolia e insuficiencia cardiaca.

Espasmofilia digestiva y neuromuscular.

Disfunción paratiroidea con osteoporosis.

Insomnio con crispación, en unión al calcio.

Neuritis y polineuritis.

Esclerodermia.

Asma con espasmos.

Tosferina.
Arteriosclerosis.
Enfermedades mentales en general.
Fracturas, dolor de espalda.

Dosis catalítica: 0,45 mg/día

COBRE

Su descubrimiento como nutriente presente en los alimentos data del año 1816 en el cual se demostró su presencia después de la combustión de numerosos vegetales. Estos datos fueron confirmados varios años después, nuevamente analizando las cenizas, pero dada la gran volatilidad a causa del calor, su presencia se consideró mínima. Tuvieron que pasar todavía muchos años, durante el año 1935, para que se descubriera su presencia en los animales y en el hombre, encontrándose concentraciones muy importantes en el hígado, músculos y el páncreas, con un peso total de casi 150 mg por adulto. Cantidades igualmente altas se haya en los crustáceos y moluscos, cuya sangre es de color azul precisamente por su alto contenido en cobre.
En el ser humano, la cantidad de cobre presente en la sangre está asociada a la ceruloplasmina, una alfa globulina y el resto, una pequeña fracción del total, está asociado a albúmina, a los hematíes y a la proteína transcupreína, todas ellas con cierta relación con el hierro.

La concentración de cobre está aumentada durante el embarazo, lo mismo que durante el tratamiento con estrógenos, siendo el contenido normal de la dieta de 2 a 5 mg/día.

Su absorción se produce en el intestino delgado y se regulan las necesidades de manera automática, aunque una parte importante no puede ser metabolizada por encontrarse ligada a compuestos no absorbibles. La porción útil se une a la albúmina y de ahí pasa al hígado y la médula ósea, eliminándose el sobrante por orina y bilis, retornando parte de él a la sangre como ceruloplasmina y finalmente de nuevo al hígado.

Funciones corporales

- Interviene junto al hierro en la síntesis de la hemoglobina, siendo imprescindible para la absorción, metabolización y disponibilidad de este mineral.
- Interviene en el desarrollo y mantenimiento de los huesos.
- Imprescindible en la formación de la melanina a través de su acción en el metabolismo del aminoácido tirosina.
- Necesario para la coordinación muscular y la fuerza motriz.
- Interviene en el metabolismo de las proteínas y la producción del RNA.
- Protege a la vaina de mielina ayudando al metabolismo de los fosfolípidos.
- Estimula el crecimiento sano del cabello y su pigmentación.

- Es un potente antiinflamatorio y estimula la producción de corticoides orgánicos.
- Favorece la formación de anticuerpos y antitoxinas en sinergia con la vitamina C.
- Refuerza el sistema inmunitario a través de su acción sobre los leucocitos.
- Aumenta la resistencia de las articulaciones y el tejido cartilaginoso a las inflamaciones.
- Es co-factor de numerosas enzimas, entre ellas algunas que impiden la acción de los radicales libres, teniendo así una función antioxidante indirecta.
- Favorece la respiración celular.
- Incrementa la producción de hormonas suprarrenales y tiroideas.
- Controla el exceso de colesterol y evita la excesiva coagulación sanguínea.

Procedencia
Lo podemos encontrar en abundancia en: los mariscos, levadura de cerveza, nueces, germen del trigo, cacao y malta.

También en el pan integral, setas, cereales integrales, carne de vaca, perejil y judías, así como en los pescados, legumbres, frutos secos y hortalizas verdes.

Causas de su carencia
Suelen encontrarse deficiencias en los recién nacidos prematuramente si son alimentados con leche de vaca y cereales refinados. La gran cantidad de cinc que existe en la leche de vaca

impide que se pueda absorber el cobre, incluida la pequeña cantidad que pueda existir en los cereales.

Otra carencia muy común se debe a un problema hereditario denominado "síndrome de Menke" cuyo síntoma principal es un cabello de aspecto de estropajo, tieso y casi sin pigmento, el cual se da por una imposibilidad de metabolizar el cobre ingerido.

Los pacientes aquejados de artritis reumatoide tampoco pueden asimilar el cobre aunque tengan suficiente cantidad en sangre, lo mismo que las mujeres que toman anticonceptivos orales o los que reciben antibióticos del tipo de la penicilamina.

Otras carencias habituales se dan en el embarazo por aumento de las demandas y por interferencias con el cinc, el molibdeno y el flúor. La malnutrición, el esprúe, las diarreas y cualquier enfermedad de malabsorción, también provocarán carencias de cobre, lo mismo que el tomar suplementos líquidos de proteínas, ingerir cereales refinados o padecer cáncer.

Síntomas carenciales

Hay anemia ferropénica que no responde al hierro y es difícil de diferenciar.

Cabello ensortijado y en puntas duras, como de acero.

Alteraciones óseas similares al escorbuto.

Lesiones en las arterias y en la pared venosa que se vuelve frágil y visible exteriormente.

Cifras altas de colesterol que no responden a la dieta.

Afecciones cardiacas.

Pérdida del sentido del gusto.

Diarreas graves en los bebés.

Retraso en el crecimiento.

Pobre resistencia a las infecciones, especialmente víricas.

Falta de pigmentación de pelo y piel.

Mala síntesis de las proteínas.

Afecciones del sistema nervioso, especialmente degenerativas.

Edemas.

Lenta cicatrización de las heridas.

Afecciones hepáticas e intoxicaciones frecuentes.

Aplicaciones no carenciales

En presencia de gripe si se administra prematuramente se corta la enfermedad en 48 horas.

Alta velocidad de sedimentación.

Infecciones en general o baja resistencia. También como preventivo en los meses invernales.

Procesos reumáticos inflamatorios.

Enfermedades de los cartílagos o tendones.

Dado que se absorbe a través de la piel sudada, es útil utilizar pulseras de cobre para combatir enfermedades reumáticas crónicas.

Calvicie prematura, canas.

Vitíligo, psoriasis y piel pálida.

Disfunciones glandulares del tiroides y suprarrenales.

Infecciones de cualquier tipo. Permite acortar la enfermedad y reducir la dosis de antibióticos.

Leucemia y estados cancerosos.
Osteoporosis, artrosis cervical.
Quemaduras y úlceras por decúbito.

Intoxicación por cobre

El hecho de que las cañerías del agua estén construidas a partir de cobre (peor es aún que sean de plomo), puede implicar a la larga cierta intoxicación por cobre si están estropeadas. De igual manera, las enfermedades profesionales por cobre no son raras en trabajadores del metal o fábricas de pintura. No obstante y solamente con tomar suplementos de vitamina C o cinc se pueden evitar las acumulaciones excesivas de este mineral en riñón, hígado y cerebro.

La intoxicación aguda por ingerir más de 15 mg se manifiesta con náuseas, vómitos, dolor abdominal, diarreas y alteraciones mentales que pueden llegar hasta la muerte. La causa es una anemia hemolítica grave, acidosis metabólica y pancreatitis necrosante. El tratamiento incluye lavado gástrico y dosis altas de penicilamina.

Los casos crónicos, más difíciles de detectar, incluyen siempre una anemia hemolítica que no responde a los tratamientos normales y hepatitis crónica con cirrosis y edemas. Aunque un análisis de sangre puede indicar niveles bajos de cobre, la causa está en que se acumula en otras zonas corporales, entre ellas el cristalino y el hígado. Hay también temblores, rigidez de los músculos esqueléticos y alteraciones de la personalidad, además de disfunción renal. El tratamiento es exclusivamente médico, ya que una dieta pobre en cobre no resuelve la enfermedad. El empleo de suplementos de cinc está siendo investigado satisfactoriamente por su efecto antagonista del cobre y se recomienda muy especialmente no utilizar ningún utensilio culinario que contenga cobre, ni siquiera en la pintura.

Dosis catalítica: 15 mg/día

SÍLICE

Este mineral que compone nada menos que la cuarta parte de la corteza terrestre, apenas si ha sido investigado en nutrición humana. Después del oxígeno es el elemento más importante en La Tierra, siendo muy similar al carbono, otro de los elementos básicos para la vida tal y como la conocemos. Conserva muchas similitudes con este elemento esencial, aunque los enlaces de sus átomos están aun más fuertemente ligados entre sí, lo que le hace estructuralmente fuerte y muy estable.
Está presente en todos los seres vivos, especialmente en aquellos tejidos fuertes o sólidos como los tendones, el pelo, la piel, el tejido conjuntivo, los huesos, la tráquea y el colágeno. También lo podemos encontrar en menor proporción en la esclerótica del ojo, los riñones, la piel, los pulmones y la sangre.

Funciones corporales

- Esencial en el desarrollo del sistema óseo y el mantenimiento de los ya formados.
- Forma el tejido conjuntivo y mantiene las articulaciones en buen estado.
- Es catalizador del azufre, el fósforo y el calcio.
- Forma parte del colágeno.
- Mantiene la pared arterial en buen estado, conservando su elasticidad.
- Ayuda al mantenimiento de la tensión arterial correcta.
- Es necesario en el crecimiento de las uñas, pelo y piel sana.

Procedencia

La Cola de Caballo, una popular planta que crece silvestre en todo el mundo, es una de las mejores fuentes de sílice que podemos encontrar. Basta una infusión diaria para asegurarnos dosis óptimas de este mineral. También lo encontramos en los cereales integrales, la levadura de cerveza, el germen de trigo, la alfalfa, las semillas de calabaza y sandía, así como en las hortalizas de hoja verde, las manzanas, las peras, los puerros, la coliflor y los ajos. La popular cerveza también es otra fuente interesante de silicio, lo mismo que las algas marinas y los brotes de bambú.
La dosis diaria recomendada es de 30 mg

Aplicaciones no carenciales

Todas las alteraciones de las uñas (manchas blancas), dientes y huesos.

Flojedad en los ligamentos, especialmente de los tobillos.
Raquitismo y huesos débiles o poco desarrollados.
Caries.
Retraso en la consolidación de las fracturas.
Poco crecimiento, tanto óseo como muscular.
Artrosis y osteoporosis.
Arteriosclerosis.
Hipertensión.
Dolores articulares, menisco inestable.
Vejez prematura.
Senos flojos, caídos.
Ciática.
Artritis reumatoide.
Mala circulación por alteración de la pared vascular.
Enfermedades degenerativas del corazón.
Intoxicaciones por mercurio.
Agotamiento nervioso por desaliento.
Dispepsia con eructos.
Estreñimiento.
Retortijones intestinales.
Cálculos renales con infección.
Ulceraciones de piel con pus.
Otitis.
Abscesos supurados.
Celulitis.
Niños débiles, delgados.
Disfunciones neurovegetativas.
Sensibilidad extrema al frío.

Toxicidad

No se conocen casos de toxicidad por ingerir tabletas o suplementos de silicio, aunque sí por inhalarlo.

El polvo de silicio, presente en numerosas minas, se incrusta con gran facilidad en los pulmones y puede dar lugar con relativa frecuencia a enfermedades profesionales como la silicosis. Por fortuna, si la persona está sana y no es fumadora, la mayor parte se elimina como ácido silícico por lo que deja de ser tóxico.

Otra forma de ingerirlo involuntariamente es en los alimentos procesados, ya que es un aditivo muy utilizado para evitar que los alimentos se apelmacen o para que no se forme espuma.

FLÚOR

Detectado por primera vez por Morichini y Gay-Lussac en 1805 en los huesos de los animales y posteriormente en los vegetales gracias a Nickles en 1857, fue en 1929 cuando se realizaron los primeros estudios demostrativos sobre su presencia en todos los vegetales. En esa época ya se demostró, además, que el flúor incrementaba la densidad del hueso de las personas que padecían osteoporosis. Desde ese momento y hasta la utilización masiva del flúor para impedir la formación prematura de caries dentarias, pasaron un montón de años de fuerte controversia. De un lado estaban aquellas personas ligadas a los laboratorios farmacéuticos, los cuales presentaron informes muy subjetivos sobre la necesidad de que todos los niños tomaran regularmente dosis extras de flúor. Para ellos era una forma eficaz de prever la caries dental, argumento que indudablemente fue apoyado por los odontólogos, quienes insistieron además de que debían realizar dos visitas al año a sus consultas para darles "unos toques" de flúor en los dientes. Por si fuera poca esta presión los fabricantes de pastas dentarias se apoyaron en estas campañas e incorporaron el flúor a todas sus pastas de dientes y elixires.

Pero paralelamente a estos movimientos que muchos investigadores calificaron de puramente económicos y falsos, se publicaron informes que hablaban de la toxicidad tan alta del flúor, mucho más cuando se administra en niños, embarazadas o ancianos, al mismo tiempo que se empezó a demostrar que la incidencia de caries seguía igual de alta.

El resultado final, además del enriquecimiento de todos cuantos hablaban maravillas del flúor, fue que la población seguía con sus caries generalizadas y aparecían casos cada vez más frecuentes de intoxicaciones por consumo de pastillas enriquecidas con flúor. El colmo de los despropósitos fue el fluorar el agua potable, el agua de bebida, lo cual obligaba a toda la población, quisiera o no, a tomar dosis extras de flúor todos los días de su vida. De nada sirvieron las protestas ni los informes bien elaborados de los otros investigadores que estaban en contra de esa medida, ya que las aguas se "enriquecieron" en flúor, lo mismo que las cuentas bancarias de quienes lo vendían. Desde ese momento obligaron a toda la población a tomar dosis continuadas de un oligoelemento, tuvieran necesidad o no de él. O dicho de otro modo: para prevenir una enfermedad infantil (la cual por cierto sigue sin resolver), se hacía beber agua con flúor a toda la población sin tener en cuenta necesidades, ni toxicidad, especialmente en ancianos. Los laboratorios farmacéuticos habían conseguido, manipulando a los políticos, introducir en el agua de bebida un elemento tóxico sin el consentimiento de la población.

¿Quiere esto decir que el flúor es un elemento peligroso? Es tan peligroso como el hierro, el calcio o el fósforo, valgan estos ejemplos, si se administra sin tener en cuenta edades, absorción, continuidad o características individuales. Aunque en Europa no se han publicado datos fidedignos de la peligrosidad de fluorar el agua potable, en Estados Unidos circuló un informe muy serio en el cual se demostraba que una dosis de más de 1 mg por día de flúor no solamente era ya tóxica sino que aumentaba la incidencia de caries en los niños.

Las experiencias fueron aún más precisas: dosis de flúor entre 0,5 mg y 1,9 mg diarios aumentaban la frecuencia y tamaño de las caries, mientras que por debajo de esa cifra la reducía. Cuando se alcanzaban los 3 mg/día ya había signos de toxicidad renal muy grave. Por tanto, y si tenemos en cuenta que en los meses de verano el consumo de agua por persona puede llegar a los cuatro o cinco litros por día, entre comidas y bebidas, es fácil comprender la peligrosidad de fluorar el agua.

Funciones orgánicas

En los animales, además de su efecto sobre el sistema óseo, el flúor parece influir en su crecimiento, en la fertilidad y en la formación de los hematíes, datos estos que no han podido ser confirmados en el ser humano.

Su presencia en la glándula tiroides, la piel, los dientes y los huesos de los hombres nos induce a creer que debe tener cierta utilidad en la salud, especialmente en incrementar la densidad de los huesos. Por tanto podemos pensar que es uno de los elementos minerales que mantienen en buenas condiciones la estructura ósea de los huesos largos, los cartílagos articulares y especialmente aquellas partes óseas sometidas a gran esfuerzo como son las rodillas y los codos.

Su papel en la densidad ósea parece ser más manifiesto en casos de osteoporosis y se piensa que los dientes transparentes se deben a carencia de flúor. Lo que parece ya seguro es que de alguna manera está ligado al magnesio, el sílice, el fósforo y el calcio, y que su absorción es muy precaria ya que hay multitud de elementos que impiden su metabolismo, entre ellos los corticoides y el diazepán.

El problema mayor con el flúor a la hora de recomendar mínimos diarios, es que la dosis tóxica está muy cercana a la útil y, además, es muy variable de un individuo a otro. Mientras que la dosis recomendada oscila entre 05 mg y 1 mg/día, la dosis tóxica es con apenas 3 mg/día, algo más baja en embarazadas, ancianos y enfermos renales.

Procedencia

Además de su presencia obligada en el agua del grifo, la cual nos suministra en algunos lugares hasta 5 mg de flúor (inorgánico) diarios si bebemos solamente un litro, en la naturaleza se encuentra en cantidad suficiente en el hígado y los riñones de mamíferos. También existe en el pescado, la piel de gallina, las leguminosas y hortalizas, la harina de huesos, la cebolla y el ajo, las semillas de alfalfa, los cereales integrales, los albaricoques, las uvas, las patatas, los rábanos, los tomates, los espárragos, las espinacas y las hojas de té chino, el cual nos aporta nada menos que 0,5 mg de flúor por taza. Este dato también es muy revelador, ya que en contra de lo recomendado por los defensores del flúor, los bebedores habituales de té tienen una incidencia de caries muy superior al resto de la población y eso que llegan a beber hasta tres tazas diarias.

Síntomas carenciales

La capacidad del flúor de detener o impedir la aparición de caries fue observada en los años 1930, aunque todavía hoy no se tiene la seguridad de que sea tan imprescindible como el calcio o el sílice en la formación del esmalte dentario. Lo que sí se puede afirmar es que la parte exterior del diente es rica en flúor y que parece que tiene cierto efecto sobre las bacterias causantes de la caries, quizá impidiendo su acción o porque no pueden desarrollarse en presencia del flúor.

No obstante, otras opiniones hablan de que la caries está producida por la acidez de los alimentos refinados, los hidratos de carbono en especial, y que una alimentación que incorpore cereales integrales y evite el azúcar blanco es suficiente para impedir la aparición de las caries.

De cualquier manera y como la controversia sobre el flúor permanece vigente, se puede afirmar con ciertas reservas que la carencia de flúor provoca una tendencia a las caries en niños, osteoporosis en los ancianos y laxitud ligamentosa en adolescentes. Lo que es más dudoso es que las pinceladas de flúor en los dientes o la fluoración del agua sean medidas terapéuticas adecuadas, al menos más adecuadas e inocuas que el comer alimentos saludables.

Aplicaciones no carenciales

Una vez que dejamos en una incógnita la aplicación sistemática o preventiva del flúor, podemos quizá recomendar emplear dosis terapéuticas para enfermedades en las cuales no está demostrada ninguna carencia, pero que una dosis extra pequeña quizás pueda ser útil.

Caries dental en los niños, una vez que ya se les han caído los llamados "dientes de leche".

Osteoporosis en ancianos, en unión a la vitamina D y Dolomita.

Cifosis, escoliosis y cualquier otra desviación temprana de la columna vertebral.

Dolores de costado y artrosis cervical.

Artrosis y enfermedades reumáticas degenerativas.

Retrasos en la consolidación de las fracturas.

Raquitismo y osteomalacia.

Laxitud de ligamentos, especialmente en jóvenes deportistas.

Esguinces y torceduras frecuentes.

La mejor manera de ingerir dosis suplementarias de flúor es utilizar dosis catalíticas, en las cuales lo más importante no es la cantidad de mineral sino su presencia. Estas dosis tan pequeñas son totalmente inocuas y, sin embargo, conservan importantes acciones terapéuticas. Si preferimos dosis más altas pero que sigan teniendo un gran margen de seguridad, emplearemos la levadura de cerveza rica en flúor. En este sentido también hay que aclarar una cuestión: no es lo mismo una levadura de cerveza cultivada en un medio rico en flúor, que enriquecer el flúor con levadura de cerveza. En el primer caso nos encontramos con un medio natural para asimilar el flúor, muy cercano a cuando comemos alimentos ricos en mineral, mientras que en el segundo solamente mezclamos flúor inorgánico con un alimento natural, pero el resultado no es igual, aunque también nos aseguremos de su metabolización.

Las otras formas farmacéuticas, pastillas con mezclas de oligoelementos, chicles y caramelos con flúor o elixires para enjuagarse la boca, no son formas idóneas.

Exceso

La dosis tóxica de flúor ya hemos dicho que está muy cerca a la terapéutica y el primer síntoma del exceso son unas manchas de color marrón que aparecen en los dientes, las cuales suelen ser irreversibles.

Si la toxicidad continúa y se declara fluorosis hay un debilitamiento del esmalte, alteraciones óseas con osteosclerosis, deformaciones en la columna vertebral y dedo gordo del pie deformado.

A nivel general hay alteraciones renales tóxicas, retraso en el crecimiento en los niños y tireotoxicosis.

Dosis catalítica: 1,25 mg/día

TREONINA
$C_4 H_9 O_2 N$

Aminoácido esencial poco estudiado, aunque se le considera responsable del buen estado mental y emocional de las personas, así como en la absorción del resto de los aminoácidos. Actúa en sinergia con los aminoácidos glutámico en la agudeza mental, con la Lisina en el crecimiento estatural y con el Triptófano en lograr un sueño reparador. Con la vitamina C interviene en el sistema inmunitario, con el magnesio en la contracción muscular y la relajación, con el potasio en el equilibrio hídrico de las células y con el complejo B en el mantenimiento de una flora intestinal adecuada. Además, junto al Yodo mantiene el metabolismo activo y con el Inositol regula la cantidad de colesterol que hay en la sangre.

Las carencias de este aminoácido son frecuentes dado que se elimina en gran cantidad por el sudor y las heces.

Funciones orgánicas

Interviene en el metabolismo del fósforo en la formación del ATP y por ello es importante en la cadena energética.

Previene la degeneración grasa del hígado y le ayuda en su función de desintoxicación.

Regula la flora intestinal saprofita, impidiendo al mismo tiempo su degeneración y el desarrollo de bacterias patógenas.

Es importante en el metabolismo del calcio y ayuda a la formación de un buen esmalte dentario.

También interviene en la formación y conservación del colágeno y la formación del callo óseo después de una fractura.

Mantiene la piel libre de arrugas y evita la aparición de espinillas en la juventud.

Regula el sistema nervioso.

Síntomas carenciales

En la infancia podemos encontrar mala formación de la dentadura con aparición de caries precoces que no se solucionan con flúor.

Uñas débiles, frágiles y con manchas blancas que no responden al Sílice ni al calcio. Su papel en el metabolismo del calcio óseo es pues muy importante.

Hay trastornos degenerativos hepáticos con infiltración grasa y mala regulación del colesterol y las sales biliares.

Hay alteraciones de los capilares sanguíneos con varices y hemorroides en los hepáticos, así como una deficiente absorción del resto de los aminoácidos esenciales.

El enfermo se vuelve débil, con piel grasa, padece infecciones y trastornos digestivos continuos, siendo normal el que su personalidad se resienta y degenere en problemas psíquicos graves. Afortunadamente las carencias se notan pronto y suele bastar una alimentación rica en proteínas para solucionarlo.

Aplicaciones no carenciales
Cualquier alteración de la personalidad que curse con irritabilidad.

Todos los problemas dentales de la infancia e incluso como preventivo para una buena salud ósea.

Problemas de congestión ocular matutina, en unión a la vitamina B-2.

Todas las hepatopatías en unión a las vitaminas del grupo B.

Varices, fragilidad capilar, hemorroides y hemorragias nasales de los anémicos, unido a la vitamina C y K, ésta última si hay problemas hepáticos.

Infecciones de repetición en unión a la Lisina y la vitamina C.

Colesterol alto y arteriosclerosis, unido a la metionina.

Cantidad aproximada de aminoácidos:

Trigo integral: 3,0
Harina blanca: 2,5
Soja: 3,9
Arroz: 3,8
Patata: 6,9
Cacahuete: 1,6
Avena: 3,0
Pescado: 4,7
Carne: 5,0
Leche: 4,7
Hígado: 5,3
Gelatina: 1,9
Huevo: 5,0
Maíz: 3,7
Pan: 2,8

PLANTAS MEDICINALES

Junto a la utilización de los minerales anteriormente descritos, se recomienda tomar al menos una vez al día las siguientes plantas medicinales:

COLA DE CABALLO
Equisetum arvense

Esta planta milenaria de la familia de las Equisetáceas, se encuentra en zonas húmedas y pantanosas, en terrenos ricos en arcilla y sílice. Tiene multitud de ramitas con estrías longitudinales, con nudos de trecho en trecho de los que nacen vainas.
Recolección
Se recolecta en primavera.
Partes utilizadas
Se emplean las hojas.
Composición
Hierro, potasio, aluminio, sílice, equisetina, selenio, vitamina C y tanino. Flavonoides, glucósidos y alcaloides.

Usos medicinales
Es un potente diurético y remineralizante. Se emplea especialmente en problemas óseos como osteoporosis, raquitismo y fracturas. Es un excelente diurético, rico en potasio, ayuda a

controlar las hemorragias de nariz y potencia la coagulación sanguínea en general.

Actúa como antirreumático restableciendo la integridad de los tejidos, mejora las defensas orgánicas, elimina el exceso de ácido úrico, los cálculos renales y corrige las metrorragias y las dismenorreas. Frena la proliferación y división celular en casos de metástasis cancerosa. Eficaz en cistitis. Tiene sinergia con la Bolsa de pastor en hemorragias, con la Dolomita en el raquitismo y la osteoporosis, y con los espárragos en la insuficiencia renal.

Otros usos
Externamente se emplea también en las hemorragias de nariz, las heridas sangrantes y las hemorroides. Los brotes tiernos son comestibles en ensalada y poseen un fuerte efecto diurético, además de aportar mucho minerales. Para molestias oftálmicas se emplea la infusión concentrada templada, lo mismo que para lavados de cabello en casos de caspa, seborrea o alopecia.

Mejora la tuberculosis pulmonar y previene la gota.

Toxicidad
No tiene toxicidad.

No se debe consumir por tiempo prolongado ni en grandes cantidades por la presencia de equisetina.

ORTIGA MAYOR
Urtica dioica

Planta herbácea de las Urticáceas, de tallo erecto, hojas grandes de bordes aserrados y flores en espigas pequeñas de color amarillo. Las hojas están recubiertas de una pelusilla picante, llenas de ácido fórmico. Se encuentra entre ruinas, muros, senderos de montaña y cursos de agua.

Recolección
Las hojas se recogen en primavera y verano, y las semillas en otoño.

Partes utilizadas
Se emplean las hojas.

Composición
Clorofila, ácidos fórmico, acético, minerales, vitaminas y oligoelementos.

Usos medicinales
Remineralizante, diurética y antirreumática. Baja el ácido úrico, elimina los cálculos renales, es eficaz en diabetes y edemas, mejora la función biliar, las diarreas y las úlceras gastroduodenales, contribuyendo a la calcificación ósea.

Otros usos
Externamente se emplea para robustecer el cabello, eliminar la caspa, para lavados vaginales y bucales, así como en las dermatitis seborreicas.

Toxicidad
La sustancia urticante está dentro de los pequeños pelos de las hojas, los cuales rompemos al tocarlas y así el veneno se disemina en la piel. No obstante, basta un ligero escaldado en agua caliente para que pierdan ese poder y así las podamos tocar ya libremente e incluso comer. Para recolectarlas bastan simplemente unas tijeras y unos guantes de fieltro gruesos.

ONAGRA
Oenothera biennis

Planta herbácea, vivaz, de hojas dentadas ovaladas de color verde. Genera flores solitarias o agrupadas en umbela con corola tubular amarilla difuminada en blanco y compuesta de cinco pétalos que en la parte superior son de color amarillo claro y alguna vez violáceo.

Recolección
Cuando las semillas estén maduras

Partes utilizadas
De esta planta se emplean principalmente las semillas.

Composición
Ácidos grasos esenciales.

Usos medicinales
Factor decisivo en el metabolismo de las prostaglandinas y en la formación de la piel. Tiene una importancia alta en la regulación de la síntesis de las prostaglandinas, así como en la alergia y las defensas orgánicas. Eficaz en la dismenorrea, esclerosis múltiple, envejecimiento cutáneo y artritis reumatoide. Se recomienda en el eccema atópico, la falta de lágrima o secreción vaginal, la neuropatía diabética, prevención de trombosis, y control del colesterol.

Posee efectos muy beneficiosos en la reabsorción ósea, regulando el desarrollo, maduración y actividad de osteoclastos y osteoblastos.

Otros usos

Se emplea en el tratamiento de la esquizofrenia y en niños hiperactivos. Hay que emplearla unida a la vitamina E por su facilidad para oxidarse. También se pueden emplear las raíces, flores y hojas, pues estas dos últimas también contienen los preciados aceites esenciales. Poseen propiedades tónicas del sistema nervioso, son antiespasmódicas y calmantes.

Toxicidad

No tiene toxicidad.

Se recomiendan también la caléndula, ginseng, salvia, ortiga blanca y diente de león.

HOMEOPATÍA

La homeopatía no sigue los mismos criterios terapéuticos que el resto de los productos anteriormente recomendados, pues ni la frecuencia, ni la cantidad, son determinantes. Lo importante es encontrar el remedio adecuado a esa persona en concreto, lo que no siempre es fácil. Por ello, se han elegido solamente dos sustancias procedentes de la Oligoterapia, pues son fáciles de administrar, estableciéndose como posología media una dosis al día, preferentemente por la mañana en ayunas. La dilución recomendada es a la 6DH, aunque hay profesionales que logran resultados similares con la 4CH.

FOSFATO CÁLCICO
Calcárea phosphorica

Por su radical fosfórico forma parte de todas las células orgánicas, llegando a ser imprescindible en la producción de energía, la renovación de las células sanguíneas, la salud del sistema nervioso y todo el sistema óseo.
Se encuentra en las cerezas, los albaricoques, las ciruelas, los dátiles, las fresas, la naranja, la pera, el limón, las uvas, las nueces y los plátanos. También en las alcachofas, el apio, el arroz, los cereales, las castañas, las cebollas, los champiñones, los espárragos, las espinacas, los nabos y las coles.

Su carencia provoca alteraciones en el desarrollo intelectual, debilidad muscular y retraso en el desarrollo óseo.

Indicaciones
Raquitismo, reumatismos, osteoporosis, crecimiento, anemias, hemorragias frecuentes. Niños que crecen demasiado rápidamente y les duelen los huesos.

FLUORURO CÁLCICO
Calcárea fluorica

La encontramos en las células del tejido conjuntivo y fibroso, en el periostio, en los dientes, los tendones, el cristalino y la piel. Actúa sobre todos los tejidos de sostén, especialmente los ligamentos, el esmalte dentario y la médula ósea.
La contienen en cantidades importantes el albaricoque, tomate, trigo, uvas, arroz, cebada, patatas, espárragos, espinacas y el té.
Su carencia provoca retraso en el desarrollo óseo, flojedad ligamentosa, varices y hemorroides.

Indicaciones
Insuficiencia venosa, fibrosis glandular, ptosis (caída) mamaria o parpadeal, caries, raquitismo, osteoporosis y tobillos frágiles. Irregularidad en el crecimiento y deformaciones óseas.

También se recomiendan: Magnesium phosphoricum, Aurum y Fluoricum.

MEDIDAS FÍSICAS

Ejercicio

Seguramente ya sabe que sin ejercicio no hay posibilidad de curar la osteoporosis, y es por eso que ahora vemos grupos de ancianos caminando por los parques a primera hora de la mañana, armados con sus zapatillas deportivas y un chándal para que todo quede bien claro. Ellos "hacen deporte", no importa cuál, y lo mismo nadan en aguas frías que practican la rumba por aquello que también es "sano". Indudablemente hacer ejercicio es vital a cualquier edad para tener huesos saludables y supone una parte importante de un programa de prevención y tratamiento de la osteoporosis. Además, el ejercicio no solamente mejorará la salud de sus huesos, sino que también aumentará la fuerza muscular, la coordinación, el equilibrio y conducirá a una mejor salud general.

Como los músculos, los huesos consisten en tejidos vivos que responden al ejercicio fortaleciéndose y reteniendo los minerales que les hacen fuertes. No estamos hablando de partes del cuerpo sin vida, pues los cambios que se originan en su matriz son intensos y durante toda la vida, en ocasiones para perder vitalidad. Aunque aparentemente sólidos, los huesos se deforman con facilidad, pero igualmente pueden restituirse a su forma anterior, aunque con algo más de esfuerzo. Las mujeres y hombres jóvenes que hacen ejercicios regularmente por lo general alcanzan una mayor densidad ósea pico (es decir, la máxima densidad y fortaleza ósea) que los que no lo hacen, y esto es algo que hay que mantener desde los 30 años de edad.

¿Existe un ejercicio idóneo para mantener los huesos fuertes? Esencialmente cualquiera puede valer, pero nos servirán mejor aquellos que provocan contracciones musculares intensas, y caminar no proporciona estos beneficios, aunque como ejercicio aeróbico para la circulación es correcto.

El mejor tipo de ejercicio para sus huesos es aquel que moviliza al músculo, especialmente a aquellos que rodean algún hueso importante (muslos, cadera, columna), y ya está claro que hablamos de trabajar con resistencias y pesas. Éste es un tipo de ejercicio que nos fuerza a trabajar en contra de la gravedad, del mismo modo que ocurre cuando subimos montes o escaleras, jugamos al baloncesto, practicamos artes marciales o hacemos culturismo. Bailar indudablemente le será útil, pues mejorará sus articulaciones posiblemente anquilosadas, pero no fortalecerá apenas sus músculos, ni posiblemente sus huesos, aunque ahora nos referimos al baile de salón. Es muy romántico entrelazar la cintura de nuestra pareja en un tango o marcarse una rumba, pero el baile que le recomendamos es el jazz, o cualquier otro donde tengamos los pies más tiempo en el aire que en el suelo.

La bicicleta mejor la olvida para siempre, ya que supone una torsión para la espalda muy peligrosa, además del impacto repetido que tiene que sufrir su columna vertebral en todo su recorrido, especialmente en el cóccix. Y si pedalea por terreno desigual peor aún, pues cada bache le ocasionará una tortura a sus ya delicadas vértebras. Las artes marciales internas, como el Tai chi e incluso algunos estilos de Kung-fú son extraordinarias, lo mismo que el método Pilates. Y sobre la natación ya sabe: la humedad del agua no es adecuada para los huesos, pero si este es su deporte preferido escoja al menos aguas templadas.

Consejos al hacer ejercicios

Si tiene problemas de salud, como problemas cardíacos, alta presión sanguínea, diabetes u obesidad, o si es mayor de 40 años de edad, consulte con su médico antes de comenzar un programa regular de ejercicios, pero busque un médico experto en preparación física. La meta óptima es hacer ejercicios durante 30 minutos por lo menos tres veces a la semana.

Préstele atención a su cuerpo. Al comenzar una rutina de ejercicios es posible que sienta al principio algo de dolor y malestar en los músculos; son las "agujetas", el síntoma de que ciertamente estaba en una mala forma física. Pero no se preocupe, pues aunque duelen bastante desaparecerán cuando vuelva a moverse de nuevo. Tumbado en la cama, por supuesto, no le desaparecerán nunca. Sin embargo, en ocasiones esos alfileres que se clavan en sus músculos pueden ser la señal de que se ha esforzado demasiado y que necesita ir más despacio. ¿Tiene que competir o ganar algún trofeo este fin de semana? Puesto que no es así, tómese las cosas con calma y no trate de recuperar en dos días una forma física que se perdió hace años.

Si tiene osteoporosis, es importante que consulte a su médico para ver qué actividades son seguras para usted. Si tiene baja densidad ósea, los expertos recomiendan que se proteja la espina dorsal evitando ejercicios o actividades que la flexionen, doblen o tuerzan. Además, debe evitar ejercicios de mucho impacto para reducir el riesgo de fracturarse un hueso. También es posible que deba consultar a un especialista en ejercicios para aprender cómo progresar debidamente en sus actividades, cómo estirar y fortalecer sus músculos de manera segura, y cómo corregir los malos hábitos de postura. Un especialista en preparación física debe tener un título en fisiología de ejercicios, educación física, fisioterapia o una especialidad similar. Asegúrese de preguntarle si está familiarizado con las necesidades especiales de pacientes con osteoporosis.

Estiramientos

La flexibilidad es la cualidad motriz que se emplea para mover las articulaciones y gracias a ella podemos desplazarnos, flexionarnos, mantener el

159

equilibrio, caminar erguidos y efectuar los movimientos musculares. Una alteración en cualquiera de sus funciones puede producir ineludiblemente una disminución en el rendimiento físico a corto o largo plazo.

Mientras que los niños habitualmente no tienen problemas articulares, salvo patologías concretas, los adultos, sin embargo, al tener menos espacio intra-articular, (algunos carecen en absoluto de él, especialmente los que sufren enfermedades reumáticas), presentan problemas más serios y más difíciles de solucionar.

La elasticidad, unida invariablemente a la flexibilidad, es la capacidad para estirarse de los tendones, músculos y ligamentos durante un período de tiempo, para posteriormente acortarse y contraerse. Los cambios rápidos del movimiento articular y la amplitud del movimiento, dependen y son amortiguados esencialmente por la elasticidad. Por tanto, una persona puede acusar dolores y deformaciones articulares y óseas más por problemas de elasticidad que óseos, pues todo el sistema esquelético depende básicamente del buen estado de los tendones, músculos y ligamentos.

Esencialmente, con la edad las deformaciones articulares y óseas provienen de la pérdida de elasticidad de todos los tejidos de sostén, no solamente por el endurecimiento propio del envejecimiento, sino, mayormente, por la pérdida de la elasticidad.

Este factor, no obstante, puede restablecerse de nuevo con sencillos ejercicios y manipulaciones, consiguiéndose en poco tiempo recuperar la estatura, el porte erguido y el espacio articular, con lo que se mejorarán la mayoría de los problemas artrósicos o vertebrales.

La elongación es el estiramiento forzado de los músculos y los tendones, lográndose normalmente gracias a la ayuda de un compañero o mediante posturas adecuadas mantenidas un tiempo prudencial.

Recomendaciones

La mejor terapia es el ejercicio físico adecuado a cada persona. Y es que la actividad física moderada, lenta y con ejercicios frecuentes de estiramiento, ejerce una influencia fundamental en la homeostasis (autorregulación) ósea. El estímulo mecánico del hueso se traduce en la orientación de las fibras colágenas y en la actividad de los osteoblastos, lo que condiciona el fortalecimiento del hueso. También parece seguro que el hueso pierde la capacidad de seguir formándose en ausencia de ejercicio físico variado y continuado, por lo que no hay posibilidad de evitar esta enfermedad ni de curarla sin un plan de musculación y estiramientos adecuados.

En cuanto a ejercicios es importante resaltar las siguientes recomendaciones:

1- Nunca se agote. El ejercicio debe ser placentero, no un sufrimiento.

2- No se marque un tiempo mínimo ni máximo cada sesión, pues unos días necesitará más tiempo para notar beneficios y otros se agotará en los primeros minutos.

3- Nunca haga ejercicio si padece alguna enfermedad infecciosa.

4- No compita con nadie. El progreso es individual y lo único que le debe interesar es su salud, no la de su vecino.

5- Calce siempre un zapato deportivo adecuado, debidamente almohadillado y que sujete firmemente el tobillo.

6- Si hace calor disminuya su ritmo y no se olvide de beber abundante agua.

7- Camine o corra por terreno blando. Las aceras de las ciudades no son adecuadas para la salud de su columna o rodillas.

8- Tiene que efectuar ejercicios de estiramiento antes y al finalizar su entrenamiento.

9- Si le gustan los deportes, elija aquellos que no involucren competición. El Tai-chi, el método Pilates o la danza, son buenas alternativas.

10- Un entrenamiento suave con pesas o máquinas siempre le fortalecerá los músculos y, por tanto, la salud de sus huesos.

El baño caliente con cepillado y los masajes son también tratamiento necesario, al que deberíamos sumar la acupuntura y la reflexoterapia podal.

FITOESTRÓGENOS

Los fitoestrógenos son compuestos que se encuentran en muchos alimentos y plantas, teniendo como característica más importante el que son estructuralmente o funcionalmente similares a los estrógenos, esto es, la hormona femenina por excelencia. En este grupo encontramos diferentes clases: lignans, isoflavonas, coumestans y lactonas (estos dos últimos, activos en animales).

Otros compuestos naturales con efecto estrogénico son los triterpenos y el Ginseng, además de la Salvia, la Alfalfa y el Lúpulo. Las semillas de lino contienen las mayores concentraciones de lignans, pero también se encuentran en el salvado, los cereales integrales y en algunos vegetales, legumbres y frutas. Las isoflavonas (también llamados flavonoides) se encuentran en las judías de la soja y clavos de olor, siendo los más estudiados la genisteina y dadzeina.

En la última década, científicos occidentales han realizado cientos de estudios de los componentes de la soja y su papel en la prevención de algunas enfermedades crónicas como la osteoporosis, cáncer (mama-próstata) y enfermedades del corazón, de menor incidencia en los habitantes de los países orientales. El metabolismo de los fitoestrógenos es probable que se lleve a cabo por las bacterias del colon, que los convierten en compuestos activos, aunque los lignans e isoflavonas tienen actividad estrogénica "débil" en el organismo y su efecto varía dependiendo de la fuente natural de fitoestrógenos, estado de salud de la persona (absorción mayor o menor) y dosis.

Efectos positivos

La incidencia de las oleadas de rubor facial, el síntoma más común de la menopausia, varía del 70% al 80% en las mujeres en Europa, un 57% en las mujeres en Malasia, y sólo 14% en China. La diferencia en estas poblaciones de mujeres, es el elevado contenido de isoflavonas (obtenidos de productos de soja) en la dieta de la mujer china.

El cáncer de colon, pecho, próstata, endometrio y ovarios (considerados hormonal-dependientes), tienen menor incidencia en Asia y Europa del Este que en los países occidentales, siendo Japón donde hay menor incidencia de estos cánceres. En los países asiáticos el consumo de legumbres aporta un total de 25 a 45 miligramos de isoflavonas por día, en comparación a los Estados Unidos que apenas llegan a los 5 mg.

Las mujeres japonesas, con la menor incidencia de cáncer de mama del mundo, cuando se trasladan a vivir a los Estados Unidos y cambian su dieta, aumentan su riesgo de padecer este tipo de cáncer. Sin embargo, hay otras cuestiones para valorar este aumento, como el hábito de fumar, el consumo de grasas saturadas, y la menor ingesta de pescado azul. Indudablemente, un aumento de fitoestrógenos en la dieta genera menor riesgo de cáncer, especialmente cáncer de mama.

El consumo de productos de soja también se ha relacionado con la menor incidencia de cáncer de recto, según un informe presentado por el investigador Garey Markiewicz en su estudio publicado en 1993 en la revista "Journal of Steroid Biochemistry Molecular Biology"

No menos importante es el efecto protector de las sustancias estrogénicas generadas por los fitoesteroles, gracias a la disminución de los niveles de lípidos (colesterol) y el aumento del colesterol bueno HDL (lipoproteína de alta densidad). Tres raciones de productos de soja por día (batidos, salsa o tofu), pueden ayudar a disminuir los niveles de colesterol y triglicéridos.

En un estudio realizado en Australia en 1996 por el Royal Hospital para la Mujer, se revisaron 861 artículos publicados (1980 a 1996) sobre los efectos clínicos de los fitoestrógenos o fitoesteroles, en donde los autores concluyeron que estos compuestos son biológicamente activos, inhibiendo el crecimiento y proliferación de diferentes células cancerosas. Si, como parece seguro, los alimentos que contienen fitoestrógenos reducen los niveles de colesterol y ayudan para el tratamiento de la osteoporosis, además de reducir los síntomas de la menopausia y prevenir las enfermedades cardiovasculares, es razonable el interés que han suscitado, y todo ello sin receta médica.

Otro alimento con gran contenido en fitoesteroles son las semillas de lino o el propio aceite extraído de su prensión en frío, el cual se puede consumir en ensaladas, en cápsulas o masticando las propias semillas. Del mismo modo, aunque en menor cantidad, también podremos encontrar estas sustancias en las semillas de girasol, los cereales de grano entero, el germen del trigo y el salvado integral.

El cumestrol, otro fitoestrógeno de interés, se encuentra en el trébol, alfalfa y coles, mientras que los lignanos se concentran sobre todo en las lentejas, cereales y lino. Entre las isoflavonas hay muchos compuestos, pero los más notables son la genisteina y la daidzeina que se encuentran sobre todo en las semillas de soja. Recordamos, igualmente, que la soja se encuentra en el mercado también como alimento para cocinar, teniendo un sabor y aspecto similar a la lenteja, aunque de color verde, cocinándose igual que cualquier legumbre.

Y respecto a la menopausia y la osteoporosis, hay que resaltar que los efectos de la soja y de los fitoestrógenos sobre la calidad del hueso son dignos de tenerse en cuenta, comprobándose que el consumo de 40 g de proteínas de soja/día (unos 90 mg de isoflavonas/día), durante 6 meses, aumenta significativamente la densidad mineral ósea vertebral en mujeres postmenopáusicas, recomendándose prolongarlo durante al menos dos años.

www.ingramcontent.com/pod-product-compliance
Lightning Source LLC
Chambersburg PA
CBHW070911290526
45795CB00001B/286